国家古籍出版

专项经费资助项目

100 种珍本古医籍校注集成

名家跌打损伤真传

清·沈元善等 编著

丁继华 金家华 刘白羽 校注

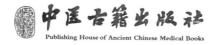

中医古籍出版社
Publishing House of Ancient Chinese Medical Books

图书在版编目（CIP）数据

名家跌打损伤真传/（清）沈元善等编著；丁继华，金家华，刘白羽校注. —北京：中医古籍出版社，2018.12（2024.3重印）

（100种珍本古医籍校注集成）

ISBN 978－7－5152－1377－4

Ⅰ. 名…　Ⅱ.①沈…　②丁…　③金…　④刘…　Ⅲ.①创伤－中医疗法　Ⅳ.①R274

中国版本图书馆 CIP 数据核字（2016）第 266760 号

100 种珍本古医籍校注集成

名家跌打损伤真传

清·沈元善等　编著

丁继华　金家华　刘白羽　校注

责任编辑　刘　婷
封面设计　韩博玥
出版发行　中医古籍出版社
社　　址　北京市东城区东直门内南小街16号（100700）
电　　话　010－64089446（总编室）　010－64002949（发行部）
网　　址　www.zhongyiguji.com.cn
印　　刷　北京市泰锐印刷有限责任公司
开　　本　850mm×1168mm　1/32
印　　张　8.375
字　　数　160千字
版　　次　2018年12月第1版　2024年3月第2次印刷
书　　号　ISBN 978－7－5152－1377－4
定　　价　32.00元

《100种珍本古医籍校注集成》编委会

序 一

中医药是中华民族的瑰宝，在我国各族人民长期的生产生活实践和与疾病作斗争中逐步形成并不断丰富发展，为中华民族的繁衍昌盛做出了重要贡献。作为中国特色医药卫生体系的重要组成部分，至今仍在维护人民健康中发挥着独特作用。中医药天地一体、天人合一、天地人和、和而不同的思想基础，整体观、系统论、辨证论治的指导原则，以人为本、大医精诚的核心价值，不仅贯穿于中医药对生命、健康和疾病的认知理论和防病治病、养生康复的临床实践，而且深刻地体现了中华民族的认知方式、价值取向和审美情趣，具有超前性和先进性。随着健康观念变化和医学模式转变，中医药越来越显示出其宝贵价值、独特优势和旺盛的生命力。

中医药古籍作为保存和传播中医药宝贵遗产的知识载体，记载了几千年来医药学家防病治病的临床经验、方药研究成果和医学理论体系，是不可再生的珍贵资源，是中医药学继承、发展、创新的源泉，具有重要的历史、文化和科学价值。但是由于种种原因，中医药古籍的保护、整理与利用状况令人担忧。这些珍贵的典籍有的流失海外，国内已不存；有的尘封闭锁，不为人所知所用；有的由于多年的自然侵蚀和保管条件缺乏而面临绝本的危险。抢救和保护好这些珍贵的历史文化遗产已刻不容缓。

国家十分重视中医药古籍的保护、整理和利用。《国务院关于扶持和促进中医药事业发展的若干意见》明确指出，要做好中医药继承工作，开展中医药古籍普查登记，建立综合信息数据库和珍贵古籍名录，加强整理、出版、研究和利用，为做好中医药古籍保护、整理和利用工作指明了方向。近年来，国家中医药管理局系统组织开展了中医药古籍文献整理研究。中国中医科学院在抢救珍贵的中医药孤本、善本古籍方面开展了大量工作，中医古籍出版社先后影印出版了大型系列古籍丛书、珍本医书、经典名著等，在中医古籍整理研究及出版方面积累了丰富的经验。此次，中医古籍出版社确立"100种珍本古医籍整理出版"项目，组织全国权威的中医药文献专家，成立专门的选编工作委员会，多方面充分论证，重点筛选出学术价值、文献价值、版本价值较高的100种亟待抢救的濒危版本进行校勘整理和出版，对于保护中医药古籍，传承祖先医学财富，更好地为中医药临床、科研、教学服务，弘扬中医药文化都具有十分重要的意义。衷心希望中国中医科学院、中医古籍出版社以整理研究高水平、出版质量高标准的要求把这套中医药古籍整理出版好，使之发挥应有的作用。也衷心希望有更多的专家学者能参与到中医药古籍的保护、整理和利用工作中来，共同为推进中医药继承与创新而努力。

中华人民共和国卫生部副部长

国家中医药管理局局长　王国强

中华中医药学会会长

2010年1月6日

序 二

　　中医药学以临床疗效为基础，在累代实践、认识的观察链条中凝结着珍贵的生命科学知识。这些知识记载在中医药古籍文献中，如震惊世界科技界并获 1992 年中国十大科技成就奖之一的青蒿素就是受距今 1600 多年前晋代医家葛洪《肘后备急方》中记载启示研制成功的。因此可以说，中医药学的创新离不开古医籍文献。换句话说，中医药古籍文献是中医药学发展的源头活水。要想很好地发掘利用中医古文献，其前提就是对其进行整理研究。然而，大量古医籍未得到应有的整理和出版，中医古籍中蕴藏的丰富知识财富未得到充分的研究与利用，极大地影响了中医学的继承发展以及特色优势的保持与发挥。为使珍贵中医典籍保存下来，以广流传，服务于中医临床、科研及教学，中医古籍的整理、研究及出版具有非常意义。

　　《国务院关于扶持和促进中医药事业发展的若干意见》指出，中医药（民族医药）是我国各族人民在几千年生产生活实践和与疾病作斗争中逐步形成并不断丰富发展的医学科学，为中华民族繁衍昌盛做出了重要贡献，对世界文明进步产生了积极影响。新中国成立特别是改革开放以来，党中央、国务院高度重视中医药工作，中医药事业取得了显著成就。但也要清醒地看到，当前中医药事业发展还面临不少问题，不能适应人民群众日益增长的健康需求。意见明确提出："做好中医药继承工作。开展中医药古籍普查登记，建立综合信息数据库和珍贵古籍名录，加强整理、出版、研究和利用。"

中医古籍出版社承担的"100种珍本古医籍整理出版项目"，是集信息收集、文献调查、鉴别研究、编辑出版等多方面工作为一体的系统工程，是中医药继承工作的具体实施。其主要内容是经全国权威的中医文献研究专家充分论证，重点筛选出学术价值、文献价值、版本价值较高的100种亟待抢救的濒危版本、珍稀版本中医古籍以及中医古籍中未经近现代整理排印的有价值的，或者有过流传但未经整理或现在已难以买到的本子，进行研究整理，编成中医古籍丛书或集成，进而出版，使古籍既得到保护、保存，又使其发挥作用。该项目可实现3项功能，即抢救濒危中医古籍，实现文献价值；挖掘中医古籍中的沉寂信息，盘活中医药文献资料，并使其展现时代风貌，实现学术价值；最充分地发挥中医药古代文献中所蕴含的能量，为中医临床、科研及教学服务，实现实用价值。

当前，中医药事业正处在战略发展机遇期，愿"100种珍本古医籍整理出版项目"顺利进行，为推动中医药事业持续健康发展、弘扬中华文化作出应有的贡献。

中国中医科学院首席研究员　曹洪欣

2011年3月6日

校注说明

　　本书收集了几家中医骨伤科流派的专科医书。其中收录清·乾隆（1736年）医家、武术家沈公昌惠，字元善，编写的《沈元善先生伤科》；清·乾隆（1781年）霍孔昭的《霍孔昭秘传》；清·光绪（1886年）湖南昭潭黄廷爵的《黄氏青囊全集秘旨》；清·宣统（1909年）吉林珲春洪氏的《龙源洪氏家传跌打秘方》以及清末广西贵县梁佐周父辈的《梁氏家传伤科》。这些医书均系清代的作品，介绍了这些流派的治伤经验和技术，特别是在中医骨伤科用药方面的特长。这些医著还反映了那个时代治伤的一般概况和伤科发展的趋势。由于这些医书均系手抄本和石刻本，为了不使其失传，我们将其点校、编印成书，供骨伤科同道们参考用。在校注过程中，修改了明显的错别字，在校注《梁氏家传伤科》一书时，发现书中不少药物的药名为地方名称，为了各地读者阅读和使用方便起见，特以《广西药用植物名录》《广西中药志》《广西本草选编》《全国中草药汇编》和《中药大辞典》等书作为蓝本来校点书中的药物名称，在药物名称后的括弧内为点校者补注的名称。为了保持诸流派医著的完整性，基本上保留了原书的内容和格式，为了不破坏原书中承上启下的整体性，书中有些不十分科学的内容，我们仍继续保留，请读者按时代的要求自行批判取舍。

校注者

目　　录

一、名家跌打损伤真传

跌打刀伤的骨，卒然身受，乃属无心之失，其当时本不知有跌打之将至也。而忽跌扑，气必为之一震，震则激，激则壅，壅则气之周流一身忽因所壅而凝聚一处，是气失其所矣。盖气为本运之血，血本随气而流通，气凝而血亦凝，气凝在何处而血亦凝在何处。夫气滞血瘀，作肿作痛，诸变百出，虽受跌打闪挫、受金疮、受铳创者，为一身之皮肉筋骨，而气滞血既瘀，或血亡伤损之患，必由外侵内，而经络、而脏腑并与俱伤，其为病不可胜言，无从亦料矣。至于斗殴或受谴责者虽不尽矣，必然当斗殴谴责之时，其气必壅，其血必凝，虽非不知有扑打之将至，其由外侵内至经络脏腑之俱伤，亦同跌扑无异也。故跌打称之伤科，其实内亦有伤。但言外伤而不言及内伤，为伤在外而病必及内，其内脏实有连带关系。然治疗之法，亦必由经络脏腑审查而治之。内则为行气、为之行血，外为敷药或施手术、按摩、割剖各法并行，而伤科之法，庶无遗矣。

凡治伤科大法，均以视之血瘀或血亡，应分虚实而补泻，亦当视伤之轻重，伤轻者顿挫气血凝滞而作痛，此当导气而行血已矣；若伤重者，伤筋折骨必施手术为其接驳；或受铳创，审弹丸有无藏在体内，若弹丸藏浅者，用药敷贴拔之而出，深者施以手术剖割而出，非朝夕可竟全功。除手术敷药，外伤而行气、散瘀、解毒、护心为主。

大凡伤损，苦寒药切不可用，盖血见寒则凝，若冷饮，势必瘀停于心为不治。但看有外伤者，用内外兼施，若外无所伤，为内有瘀血，多用苏木等治之，可下者下之，大黄一两并杏仁二十一粒，水煎服。如有神魂散失不知人事者，唯有临时斟酌。

大体跌打之症，虽要行气行血；铳伤之症，虽要解毒为主，不可过用燥散之药。跌打初伤只用活血，白芍平肝、白术和中、当归补血，加童便制炒为妙。铳伤初伤者用熊胆开滚水、生绿豆一两半、田基黄二两、连翘两半、莲子心两半，用水煎开，熊胆五分和白糖一两，冲服。更有损伤瘀血攻心不能言语者，而用化瘀之药，竹叶清热、葛根开膝散热，再开培元活血之剂。又有伤损出血过多、头目晕眩者，先当归川芎汤服，次用白芍、熟地、续断、南星、防风、荆芥、独活水煎，童便冲服。但不宜用酒，因酒气上升，恐头目眩也。

如出血少，内有瘀血，用生四物汤加桃仁、苏木等。如皮未破者，水煎酒冲服。又有坠伤，内有瘀血，腹胀不痛，或胸胁痛，而用破血药治之。如遇脑骨伤者，乃骨囟所载致命之部。如破伤流脑者不治，若仅破裂而骨尚未碎，而肉未损者，可将发洗净，敷以消肿药。若骨未破仅伤皮肉，须掺止血散、生肌药，外敷散瘀药。如血不止者，如慢流，即用止血散掺之；如猛流，则以纱纸包止血药散掩之，慎勿见风。若骨未破，皮肉未伤，只壅肿瘀痛，用跌打驳骨散药敷之，须依法用药。若洗之法，须用熟油、或药水、或温茶，各处洗之皆同。

如面伤青黑，宜用去瘀散敷之以治外，然后服药以治内。至脑两角及眉棱骨、耳鼻等外，与治面部相同。如跌扑损伤牙迳，或落或碎，宜内外兼施。外掺生肌及止血散；内服散瘀药，用水煎服，不可用酒。或齿伤而未动，仅擦破皮肿痛，而搽消肿止痛散；如牙已动，用蒺藜根烧存性，擦之即固。若胸脯骨为拳所伤，外肿而内痛，则用跌打驳骨药敷之，内服破瘀药利去瘀血。如胁肋重伤，外肿而血不流通，用绿豆汁、生姜汁，用人揸住，自吐出血，再后服药，宜服破血药。如跌打扑伤胁痛，即血归于肝，宜散瘀止痛汤。

总之，跌扑压壅最怕恶心，亦必有恶血在内。先要用清心药，次用清利小便破血药，通利大肠，次第服之，每服加童便一杯冲服，立效。如跌扑伤损重者，先服清心药，次服清利小便及去瘀药，令血从伤口出；或有结在内，则带入大肠而泄出。或瘀血未散积聚于脏腑，若在上部，瘀从口出；若在中部，引入大肠而泄。用此法治之，随服止痛散，若不逐尽其瘀血，恐积留于脏腑，而变发炎生疮之患。盖伤轻重者有别，轻伤者只须通气活血便愈；如伤重者，急宜治之，更非以重药治之无效。其发热体实者，宜用疏风散热之药；恶寒体弱者，宜用祛寒补剂治之。如老人跌扑不转，则其治法与壮年人不同，宜先用人参、苏木、黄芪、川芎、当归、陈皮、甘草，煎服，后服散瘀活血之剂。如小儿跌扑痛淤，只须顺气。至若伤筋骨，则条析辨明。

如胸骨或筋断，必施手术接之，宜用破血药，或敷驳骨药。或只皮破，可用生肌膏贴之。如伤腹其肠流出，或穿者不治。如肠未穿者，急以麻油润伤口，本人即剪清指甲，以猪网油包手，轻手将肠送入。若肠襻大伤口小，难入，即煮酸黑醋，令病人嗅之，并以通关散吹之，频频闻之，一声喷嚏，其肠自入。即用药线将伤口缝合，外用拔毒生肌散掺或贴之，或用珠珀，亦可内服以利大小肠之药。亦不猛泻，亦不可食硬物难以消化之品，勿令结恭（便秘），以至症重难治。如手足折断或脱臼，须用手术扶正接驳之，内服生骨药，外敷驳骨药。如手足跌扑损伤，或刀斧斩伤，而即扶正，以麻油润之，次掺生肌散。

如咬伤，宜用龟板散敷之。至于腰腿脚骨等处，实属难整之症，临时相度（酌情），随其伤处用法整顿复完。如其伤重，先用药与服，合其不知痛方施手术。倘若加杂骨折，其骨权出肉外者，宜用麻药与服，急以利剪将骨峰剪去，即施手术将骨推整完位，免其骨峰扎烂肉，即掺生肌散，以药棉包裹衫皮夹之，绷带布裹扎，隔日换药。内服生骨药，外敷驳骨药，服药时加童便更好。如系纯为骨折，皮未破肉未穿者，宜用手术扶正之。即敷驳骨药，用杉皮裹扎，三日一换，此治之法也。至脏腑因伤而牵累者，又当调查辨析而详明之。

如伤胁肋胀痛，若大便利通，喘咳吐血者，瘀血停滞也，宜用当归导滞汤。喘咳吐痰者，肝火侮金也，宜用小柴胡汤加青皮、山栀。若肝火之火盛，本脉必大，两胁热胀，宜饮童便，宜服小柴胡汤加黄连、山栀、归尾、红花。若肝脉浮而无力，按其腹反为不胀者，此血虚也。肝胀须服四物汤加参、苓、甘草、青皮。若肝脉洪而有力者，胸胁胀痛，按之亦痛，此必气伤肝也，宜用小柴胡汤加川乌、归尾、青皮、白芍、桔梗、枳壳。此症不论受伤轻重，或忧怒努力（过度）伤其气血，血瘀归肝，多数此病。甚则胸胁胀痛，气逆不通，或至血溢于口鼻，其症则危矣。

如伤者腹痛、大便水通、按之甚痛，瘀血在内也，必须下之，而用加味承气汤；既下而痛不止，瘀血仍未尽去也，宜用加味四物汤。如腹痛按之不痛，气血伤也，必补而和之，宜用四物汤加参、芪、白术；倘若胁胸反痛者，肝血伤也，当补之，宜用四君子汤加芎、归；既下而发热，阴血伤，宜用四物汤加垂丝柳、参、术；既下而恶寒，阳气伤也，宜用十全大补汤；既下恶寒发热，气血伤也，宜用八珍汤加垂丝柳；既下而作呕，胃气伤也，宜用六君子汤加当归；既下而泄泻，脾胃伤也，宜用六君子汤加果肉、故纸：既下而手足冷、昏愦出汗，阳气虚寒甚也，宜用大剂参附汤。若至口襟、手撒、尿遗、痰壅、唇青、体冷，虚极之坏症也，宜急用大剂参附汤。

如伤者少腹引阴茎作痛，或兼小便如淋，肝经有虚火也，宜用小柴胡汤加大黄、黄连、山栀，再用养血药。不可误投以发热剂，至使二便不通、诸窍出血。如伤者肌肉作痛，营卫之气滞也，宜服通元气散。或筋骨作痛，肝肾之气滞也，宜用六味丸。或伤下血作痛，脾胃之气虚也，宜用补中益气汤。或外伤出血作痛，脾肺之气虚也，宜用八珍汤。

凡下血不止，皆脾胃气脱；吐泻不食，脾胃气败也，须调脾胃。如伤者瘀气作痛，或兼焮肿发热作渴，阴血受伤也，必拔去恶血，再服药以清肝火，宜用四物汤加柴胡、黄芩、山栀、丹皮、碎补、垂丝柳。或瘀血肿痛不消，以葡萄汁调山栀末敷之，其破口以当归膏贴之，更服活血之药。此患肿黑重坠者，即瘀血也，法当重用拔恶血也，看症用药，总然知以补气血为主。

如伤者血处作痛，或兼热渴、烦闷、头晕、阴虚内热，宜用八珍汤加青皮、麦冬、五味子、玉桂、碎补，兼服地黄丸。如伤者青肿不消，气虚也，宜用补中益气汤。或肿黯不消，血滞也，宜用加味逍遥散。或焮肿作痛、瘀血作脓，急当内托，宜用八珍汤加北芪、白芷。或脓出仍痛，气血虚也，宜用十全大补汤。或肿不消、瘀不消，气血俱虚也，先用葱熨患处，内服八珍汤。倘若单用行血破血药，脾胃愈虚、卫气愈滞。若敷贴凉药，则瘀血凝结，内腐益深，难以收拾矣。

如伤者腐肉不溃者，或恶寒而不溃，宜用补中益气汤。或发热而不溃，宜八珍汤。或服克伐药过多而不溃，宜六君子汤加当归。或内出蒸炙、外皮坚黑而不溃者，宜服八珍汤，外贴当归膏。凡死口不溃者，新肉必不生，皆由失于补脾胃耳。如伤者新肉患处灰白，脾气虚也，宜用六君子加芎、归；或患处绯赤，血虚也，宜用四物汤加参、术。或恶寒发热，气血虚也，宜用十全大补汤加垂丝柳。或清后脓稀白，脾肺气虚也，宜用坚愈散。或寒热交作，肝火动也，宜用加味逍遥散。白日再发热，肝血虚也，宜用八珍汤。或食少体倦，胃气虚也，宜用六君子汤。浓汁臭秽，阴虚而有邪火也，宜用六味丸。或四肢困倦、精神短少，元气内伤也，宜用补中益气汤；夏月用调中益气汤；作泻而用清暑益气汤。

　　如伤者出血于患处，或出于各窍，皆肝火炽、血盛错行也，急宜清热养血，宜用加味逍遥散。或中气虚弱，血无所附而妄行，而用加味四君子汤，或补中益气汤。或元气内脱而不能摄血，急当回阳，宜用独参汤加炮姜，如不应，即加附子。或有蕴血而呕吐，宜用四物汤加柴胡、黄芩，此皆伤科之重症。总之，凡伤损及劳碌、怒气致肚腹胀闷者，误服大黄等药致伤阳络，则有吐血、衄血、便血、尿血等，络阴络阳则为血块血积、肌肉青黯等证，此脏腑损亏、经隧失职也，急补脾肺，亦可得生矣。

　　如伤者瘀血流注腰脊，两足至黑，急饮童便、酒，拔出瘀血，先清肝火，宜用小柴胡汤去半夏，加山栀、黄芩、碎补；次以壮脾胃，宜用八珍汤加茯苓。如伤者昏愦，其重者以独参汤灌之；虽有瘀血，切不可用花蕊

一、名家跌打损伤真传

7

石散内化之，恐伤阴也，元气伤者尤当切戒。凡瘀在内，大小便不通，用大黄、朴硝；如不效者，用木香、玉桂三两研末，热酒送下，血乃生，直其热、行其寒也。如伤者眩晕或失血过多，而用十全大补汤。或元气不足，不能摄气归原，而服参、芪、草、芎、熟地、陈皮、山药、山芋、五味子、麦冬、云苓等药。如伤者烦躁，或因血虚，宜用当归补血汤。或兼白日发热，宜用四物汤加知母、黄柏、柴胡、丹皮、地骨皮。如伤者发热，或因流血过多，或溃脓后，脉大而虚，按之如无，此阴虚发热也，宜用当归补血汤；脉沉而微，按之转弱，此阴盛发热也，而用四君子加羌、附。或因亡血过多，而用圣愈散，或汗出不止，而用独参汤。

如伤者胸腹痛、闷烦、跳跃槌胸、举重闪挫，而胸腹痛闷，喜手摸者，肝火伤脾也，宜用四君子汤而柴胡、山栀；其怕手摸者，肝经血滞也，宜用四物汤加柴胡、山栀、红花、桃仁。或胸刺痛及腹刺痛，发热脯热，肝经血伤也，宜用加味逍遥散。

如不饮食者，肝脾气伤也，宜用四君子汤加柴胡、山栀、川朴、当归、丹皮。若胸腹胀痛不思饮食者，脾胃气滞，宜用六君子汤加芎、归、柴胡。若胸腹不利、食少不寐，脾气屈结也，宜用加味归脾汤。若痰气不利、脾气滞，宜用二陈汤加白术、青皮、山栀、当归、川芎。如伤者作呕，或因痛甚，或因克伐伤胃，宜用四君子汤加半夏、生姜、当归。或因忿怒伤肝，宜用小柴胡汤加茯苓、山栀。若因痰火者急消痰，宜用二陈汤加山栀、黄连、姜黄。若胃气虚者急扶胃，宜用补中益气汤加半夏、生姜。若因流血过多，或溃发热，宜用六君子汤。若因胃火者急宜清胃，宜用清胃汤加山栀、黄芩、甘草。或因打扑损伤，败血入胃，呕吐黑血如黑豆汁者，宜用百合汤或百合散。

如伤者喘咳，凡出血过多，而胸黑胀，膈痛发喘，气虚瘀血坏肺，宜用参苏二味饮。若咳血衄血、气逆气蕴于肝也，宜用十味参苏饮加黄芩、黄连、山栀、苏木。如伤者作渴，或出血过多，宜用四物汤加术，如不应效，重用参、芪、全归、熟地。或因胃气伤津液，而用竹叶黄芪汤，或胃虚津液不足，而用补中益气汤，或胃火上征，宜用竹叶石膏汤。

如小便淋涩，乃经虚热也，宜服地黄丸。如伤者创口痛，或四五日而不减，或一二日方痛欲作脓，宜服托里散。若兼头痛，时作时止，气虚也，更兼眩晕属痰也，当生肝血以补脾气。如伤者因铳创而伤，先以止痛解毒护心，勿被火毒冲心，宜服清热护心汤，外治而先用退火制腐药。俟其火毒清灸以退，又不宜过用寒凉克伐之药，宜照上法外贴拔毒生肌膏，更要查察其弹丸有无藏在体内，以消息子探之，望诊查之。如有弹丸在内，浅者用拔弹神丹敷之，深者以手术割出之。

以上皆伤科之要目，乃参考群书及历代名医之立论，并余师积数年之经验，逐一分别次序列明，幸毋徒持单方，妄用克伐过当，以至陷入于危，按症分治。机生于内，巧生于外，用药加减，临时变通。习伤科者，

一、名家跌打损伤真传

当毋忽焉。

脉　法：

《脉经》曰：从高跌扑，内有瘀血，腹满，其脉坚者生，弱小者死，又曰：破伤有瘀停积者，其脉坚强实者生，细涩者死。若亡血过多者，其脉虚细者则生，坚强实者死。皆因病与脉不相应也。

《医鉴》曰：跌扑损伤，去血过多脉当虚，若得急疾大数者死。又曰：伤及脏腑，脉见虚促者死。主治各方列后：

鸡鸣散：治跌打从高坠下，或木石所压，瘀血凝积，痛不可忍。用锦大黄一两、杏仁（另研，去皮尖）二十一料，酒煎，鸡鸣时服，至晓下瘀即愈。

下血方：功用同上。川芎二钱　当归二钱　乌药二钱　赤芍三钱　苍术钱半　青皮五分　苏木四钱　红花三钱　桃仁三钱　枳壳钱半　陈皮五分　大黄五钱　玉桂五分，另煮服，水煎服。

活血和气汤：治跌打扑伤瘀血入内，功能活血通气。川芎三钱　青皮二钱　炙草一钱　白芍一钱　滑石一钱　丹皮五分　桃仁（去皮尖）一钱，水煎服。

和气饮：功同上。苍术　葛根　桔梗　当归　茯苓　白芷　枳壳　白芍　甘草各一钱，水煎服。

独胜散：治痛不止，气滞血凝。香附、姜汁浸一夜，炒研末，每服二钱，童便温送下，或滚水亦好。

退肿膏：治跌打破伤、肿痛伤及脑骨更效。白芙蓉叶　泽兰叶　牛膝　梧桐叶　薄荷叶　大黄，各用八分，捣烂敷，留孔出气。

封口膏：治耳断、唇缺、鼻崩，俱可施补。乳香　没药　当归　儿茶　葛叶　杉木炭　象皮　珍珠各一钱　麝香二分　梅片（后下）五分，研极细末，瓷罐载，勿泄气，候用。

散血膏：治跌扑损伤、散瘀、金疮、恶兽伤。泽兰叶　葛叶，捣烂冷敷患处。

截血膏：治跌打刀斧伤，能化血瘀破、退肿止痛。花粉三两　姜黄一两　赤芍一两　白芷一两，共研极细末，茶敷伤口四周，能截血不痛。

一紫散：治伤眼泡青肿，紫色肿痛。紫荆皮（用童便浸七日晒干）　生地各等分，清茶开敷患处。

紫金膏：治法同上。白芙蓉叶　紫荆皮（生用）　生地，共捣烂，敷患处。

补肉药方：能生肌长肉，先将油蜡溶化，以散放入，搅匀成膏。香油一两　黄腊八钱　陀僧（研末）五分　乳香一钱　没药一钱，共研末入蜡油。

补肌散：治伤牙欲止血，除痛辟风、续筋骨、生肌肉、折伤出血。蜀椒二钱　天灵盖二钱　白芷二钱　红内消二钱，共研末，掺之即愈。

破血药：治皮肉未破，瘀血积滞内攻，不能言语或谵妄。柴胡一钱　黄芩一钱　当归一钱　枳实一钱　灵芝一钱　赤芍一钱　川芎八分　生地二钱　桃仁二钱

红花一钱　大黄一钱　苏木二钱　朴硝一钱，水煎童便冲服。

芙蓉膏（又名定痛膏）：治跌打损伤，肿痛瘀黑。芙蓉叶二两　独活五钱　白芷三钱　紫荆皮一两　南星一两　赤芍五钱，共研细末，姜汁茶开调，温敷患处。

破血消肿痛汤：治跌打伤脊骨、瘀蓄胁痛、不能饮食。羌活一钱　防风一钱　连翘二钱　当归二钱　苏木二钱　玉桂（另煮）一钱　麝香（后下）三分，用酒两碗煎至一碗，将麝香调下服之。

定痛乳香神痛散：治跌打扑伤损，瘀痛难忍并腹中作痛。乳香一钱　没药一钱　黑豆一钱　桑皮一钱　当归一钱，水煎，服时加后药末各二钱半，另加麝香三分温服，故纸（炒研末）二两　水蛭（炒令烟尽，研末）。

清心散：治跌打扑伤、腹皮伤，恶心，损折重伤。川芎　当归　生地　赤芍　黄芩　黄连　丹皮　山栀　连翘　桃仁　薄荷　甘草　灯芯各等分，水煎童便冲服。

跌打总方：治跌打扑伤，筋骨断折伤重（共研细末，炼蜜为丸，如弹子大，每服一丸酒送下）。白芷（醋炒）紫荆皮（醋炒）　故纸（醋炒）　草乌（醋炒，孕妇勿用）寄奴　当归　黑牵牛　赤芍　川牛膝各五钱　生地　川芎　乳香　没药　木通　然铜（醋淬七次）　木香　藿香　羌活　川乌（煨，孕妇勿用）碎补　木贼　玉桂　独活各用一两　炒熟地五钱，共二十五味，共研细末。

疏风败毒汤：治跌打损伤而感风寒。川芎　当归　熟地　白芍　生地　羌活　独活　紫苏　香附　陈皮　柴胡　白芷　枳壳　茯苓　甘草　桔梗各等分，生姜三片，水煎酒冲服。

黄末子：治跌打扑殴伤，诸般风痛顽麻，妇人血风，浑身瘀痛。川乌（酒炒）　草乌（醋炒）　降香　松香　枫香　乳香　玉桂　羌黄　没药　细辛各五钱　当归　赤芍　羌活　独活　碎补　白芷　桔梗　牛膝　苍术　加皮　首乌各三钱，共研末，每服三钱酒送。

红末子：治症同上。川芎　当归　赤芍　红花　苏木　羌活　独活　南星　碎补　首乌　细辛各五钱　牛膝一两五钱　泡川乌　桔梗　降香　乳香　血谒　没药　枫香各用五钱，共研末，每服三钱酒送。

黑末子：治症同上。雄鸡毛（煅全性）　桑柴炭　松节（炒，另研）　侧柏叶（醋煮）各用二两　当归　牛膝　首乌　黑豆（酒煮）　制南星　碎补　赤芍　川芎　白芷　羌活　独活各用一两　细辛　南木香　降香　灵芝　木鳖子肉　玉桂　川乌（制）　草乌（制）　百草霜　枫香　乳香　没药各用五钱，共研末，每服三钱酒送。

白末子：川芎　当归　白芍　白术　白芨　白茯　白芷　细辛　玉桂　白杨皮　续断　碎补　乳香　没药　首乌　南星（制）　川乌（制）　枫香各用一两，共为细末，每服三钱酒送下。

散血定痛补损丹：治诸般伤损肿痛。川芎　当归　生地　白芍　赤芍　白芷　羌活　独活　防风　南星　牛膝　续断　杜仲各用一两半　加皮　碎补各用一两六钱　玉桂　乳香　没药各用一两　南木香　紫荆皮　大茴各五钱。共研末，每服三钱酒下。

活血丹：治症同四末子。桑皮炭（用生烧者）八两　黑豆（酒煮）　牛膝　南星（制）　当归　川芎　赤芍　熟地　白芷　白蔹　白及　羌活　独活　碎补　续断　苍术　桔梗　防风　荆芥各用二两　玉桂　大茴　地龙　细辛　川乌（炒）　草乌（醋煮）　降香　血竭　木鳖子肉　旧京墨　乳香　没药　灵芝各用一两，共研细末，醋煮，米糊为丸，加弹子大，晒干，以漆抹手，挪漆为衣，阴干用，载袋内卦当风处，用时以当归、水磨服。

祛痰至宝丹：治痰滞筋络，以至拘挛变作伛偻及一切疽痰等疮、瘀积不散。川贝母一两　生南星二两　田七一两　生半夏二两　西藏红花五钱　旧石炭四两　顶熟烟（烟炒泡研）四两　麝香五分，共为末，酒煮敷患处，用时加麝香。

接骨丹：治骨折断或脱臼（共研细末，加老生姜片汁同煮，敷患处，以杉皮夹好）。生南星　生半夏　大田七　木鳖子肉各四两。

泽兰汤：治跌打，一切跌伤、咬伤症，（共捣烂，敷伤口，留孔出气）。泽兰叶　芙蓉叶　薄荷叶　生桑叶（捣）。

退热散：主治同上。如有寒热，用此敷之，热退用下药，或有损破，用珠珀膏贴之。黄芩　黄连　生地　赤芍　北芪　当归　苍术　地骨皮　柴胡　甘草　升麻各等分，共为细末，有损破，用蜜糖开敷。

　　整骨麻药：治跌打损伤，骨断折出，及剖割弹丸。草乌三钱　川乌三钱　马前钱半　白芷二钱五分　当归二钱五分　乳香一钱　闹杨花（炒焦）钱半　没药一钱　公烟（烧灰）一钱　共研细末，每服二分，不可多服，热酒送下，即可麻醉不知痛苦，可施手术。

　　消疮鸡酒方：治膝盖骨伤。地胆头三钱　山白芷三钱　川贝母钱半　法半夏钱半　香附三钱　田七一钱　生姜三斤　用生鸡仔一只，约重一斤，勿放血，干去毛，单用鸡肉，去头足，用酒洗净，肉勿用水洗，将各药切丝放入鸡肚内，以瓦盅载（装），用双料酒浸过面盖好，约炖六小时取起，空肚服之。如变成鹤漆风瘀血不散，合用。

　　熊胆麝香膏：生半夏三两　生川乌一两半　生草乌一两半　生南星一两半　大黄一两半　炒山甲一两半　黄柏一两半　玉桂一两　全归二两　羌活一两　独活一两　皂刺一两半　元参一两　银花二两　生地一两半　桃仁二两　赤芍一两　川连二两　花粉一两　连翘二两　山慈姑一两半　商陆一两　白及一两半　白蔹一两　白芷一两　苍耳二两　紫苏皮一两半　草节一两　薄荷一两　江子肉五钱　木鳖子（去壳）五钱　蓖麻子（去壳）五钱，用油十斤三十二味共浸，入后药粉。象皮一

两　细辛一两　赤石脂六钱　香白芷一两　正血竭二两儿茶六钱　武丁香五钱　雄黄一两　文蛤一两　小茴香一两　玉桂一两　云连五钱　牙皂六钱　甘松二钱　芦荟　白檀香各一两半，一十六味共研细末。两便皮　了哥王皮　黑面神皮　马前子各一两　蟾蜍（炸至打得烂为止）三十只　毛麝香　九节菜　鸡骨香　透骨消　罗伞树　黑老虎各一两半，用生油十斤将前药浸足数日，用文火慢煎至药枯；取去渣再煎，油滚下黄丹约四斤半，直至滴水成珠；再落后入之药末。浸药日数：春五夏三，秋七冬十，仿单说明书。此膏消毒止痛、化腐生肌、驱风去瘀，应验如神。将诸主治之症开列于下：阴阳疮疡、痈疽瘰疬、鱼口便毒、疳疔痔漏、痘泡乳岩、攻坚软痂、腐骨腐肉、癫癣皮肤、风湿相搏、脓水淋漓、患口不埋、脚气溃烂、风痰鹤膝、瓜藤流注、酒风手足、肋骨酸软、肌肉麻痹、痞块奔豚、月儿贴脐、跌打刀伤、无名肿毒、奇难怪症、牙痛头痛、肚痛疟疾、哮喘咳嗽、半身不遂等症，俱皆可用。

药性寒类：

药有寒品，用须酌宜。黄连清心解毒，性本大寒；黄芩清凉除热用，清实火；生地滋阴而凉血；泽兰壮水以济阳；黄柏、知母滋肾水而泻阴火；大黄下大便破积惟峻，酒久蒸而性缓；桔梗、元参润喉而泄肺；朴消通结实、斩关尤猛，倘多用而伤脏；干葛解阳之邪，除烦止渴；柴胡平少阳之热、凉胆清肝，发散；生甘草凉脾胃，能解诸毒；山栀去三焦火而清便溺，可宽小肠；地骨皮有散热除蒸之效；瓜蒌仁有消食化痰之功；花粉止渴生津，兼消食痰；葛花清肺解醉，专治酒病，麦冬清心火而润肺，火去而津生，故能止渴，便是保肺；丹皮清君相之伏火，恒为肾之用；生石膏泻脏之热，多应胃火之需；白菊花清心火而明目，为其轻散风邪，精亏者不宜用；沙参滋肺而清金，热消而痰静；川贝母化痰止咳为其清肺（姜制过，用多少无妨）；桑白皮止咳而泄肺气兼去目翳；沙苑子清热而利小便，遂令目明；藕节消瘀血，吐血、咯血而可止；天冬止咳嗽，热咳而可除；犀角清心而凉血，善解毒而消斑疹；羚羊角凉肝而清肺，能去眼之翳膜；前胡治伤风之咳，亦可解肌；槐花治肠风之血，亦能治痔；瞿麦治淋之有血；茵陈除湿毒之生黄；茅根能止衄血；石韦可治浊淋；赤芍凉肝而清热；白芍补肝而敛阴；山豆根解热毒，能开喉咙之闭塞；侧柏叶止血衄，勿使血家妄行；牛蒡子润喉利膈，兼解湿毒斑疹；马兜铃入肺宁咳，能清伏火及劳伤干咳；一叶轻能清心、解毒肌，治热狂癫惊痫；红花破血，桃仁尤捷；萹蓄苦香，利水通淋，除黄疸亦可杀虫；木通利水，冬葵子更快；石决明治肝肺，疗风眼红赤而多泪；苦参解疗毒，除阳疮肿痛而有功；紫草茸凉血解毒、滑肌开窍、毒壅堪行，但热用之有益，虚证切莫轻投；竹沥散风下痰、腠理皮膜内外顽痰可破，但下之可用，阴虚却非所宜；防己利水消肿，逐膀胱湿热之邪；连翘味薄气轻，疏肌表凝滞之热；葶苈大寒，善逐水肿，须知不减大黄之猛；胡黄连味苦，炒用治疳热，要识可比川连之寒；龙胆草大苦大寒，能泻实火；大戟甚寒甚苦，解毒能逐水肿；甘遂寒毒，能泻水肿而逐湿，结胸者非其不除；射干寒毒，能除痰患而攻坚，痰结核非此不破；常山去老痰截疟恒用；苏木行血去痰；银花消肿毒治疮皆宜；蒺藜去眼膜（目翳），肺经凝滞可易除；牛膝壮筋健骨，可治腰膝肿，但性易下行，精滑者而少用；续断续筋接骨，可医内伤、跌伤，然功用归收敛，尿血者藉此可平；车前子通水道，淋浊、痛浊皆能治之；海金砂利水道，虚热、实热俱可消；钩藤疗惊热而平搐搦；胆星下惊痰而定喘胀；马鞭草止刀伤之血；蒲黄凉血去痰瘀，欲止血断者须炒用；阿胶和血止嗽，欲平咳、痢者还用炒珠；秦艽治风湿挛痹兼理肠下风下血；白及、白蔹治痈消肿；地榆止血痢稠黏，兼疗崩漏、调经；青黛、青盐降火化痰；牛黄下惊痫之痰；滑石利六腑之敛涩，逐水通津；金箔镇心神而降火；礞石破五脏之顽癥，行痰消积；海石能化痰而通热淋并能止咳嗽；朱砂镇急惊而去热邪，能定神魄；文蛤、药箭同降敛子肠，脱肛可收，又能理折伤生肌；象牙清心肾而消热痰，可疗惊悸；蚯蚓解惊热而化痰；珍珠明心目而去翳障，还除惊热；百合润肺止咳、利便；女贞子治眼而清肝，滋阴而降火；青葙子治眼而清肝；童便化痰血而清热、消痨积，小便而依旧路行；桑寄生去风湿于腰膝；人乳滋润补心肺，滑脾胃，脏长血，为本体之常；牡蛎涩精；天竺黄开风痰而消惊热，癫痫亦宜；丹皮止血去瘀生新；密蒙花理眼疾而清目肿，羞明加虑；人中白化痰润咽，喉痹、吹哦喉皆可用；寒水石坠痰降大便结，热淋可通；淡竹茹去瘀血还止呕；石斛轻清退火，养阴清肺、下气而能消渴；玉竹平和，保肺润肾、止咳化痰而能平阴燥；海草咸寒，合昆布而除痰治瘰；梨汁、藕汁、柑汁、蔗汁能止渴燥；白鲜皮治诸黄而祛风痹、癣疥风最有效；赤小豆通小肠而解热毒，疮疽涂尤效；绿豆甘寒而解毒；黑豆乌发、补肾、旺血；浮小麦咸寒，治虚汗、解滑精；苡仁甘淡，渗湿气、消水肿；蔓荆子治头风；枳实子解酒毒；樗皮去湿、清热，久痢赖其收敛；榆皮利窍、滑便，枯胎用此可降；龙骨涩精、固肠，治崩（漏）脱肛而收敛疮口；秦皮通淋结；下乳汁要用通草；刺猬皮和血又治肠下血痔、痔疮；石决明理眼兼治肠热风，攻痛除目翳；芦荟治五疳之药兼杀虫明目；夜明砂去目翳亦可治疳；土茯苓消痈疮亦可干脓；儿茶解毒生肌，固能收口亦生津；轻粉祛痰、消积、治疮，又可杀虫；青蒿苦寒，治骨蒸、劳热、辟邪，便可除疟；郁金微寒，能散瘀破血止痛，还可调经；商陆治水肿兼之泻虫，能刺恶疮；益母草调经，须知治胎漏又能消乳疮；黎芦、瓜蒂二味入口即呕；磁石、喜走两者敷核即消，治癫疝、消恶疮谁知；地肤子、白头翁止血痢、解湿毒。

药性温散类：

药有温散，用须细详。羌活散太阳之邪，功有发汗解热；防风祛太阳之风热，效在实表散邪；紫苏平散，通治四时感冒；薄荷性浮，慨治头痛、止头风；桂枝正治伤风，发汗、其汗自流；白芷治外感头痛，疮科用以排脓，更治蛇毒；荆芥散皮毛风热，血滞用以破结，又治身痕；升麻佳浮，升阳气、提下陷，风邪兼和而散表；苍耳燥烈，上达领顶下达足，风湿赖此悉除；天麻治风疏痰，常用于小儿惊痫及风湿顽痹；良姜暖胃散寒，胃冷可治；独活搜风渗湿，能祛平火、伏风及风痹痉痛；苏子下气快肺，喘咳可降；细辛性烈，利九窍通关节、散表风寒，寒而燥肾，然太急性气烈，多用令人气绝，又气湿辛散，久服令人胃虚；苏梗顺气；麻黄根止汗；白豆蔻壮胃气、除反酸胃吐，化宿食而消膨胀；大腹皮消胀满；豆蔻暖脾寒，涩大肠滑泄，温下焦而健脾；紫苑滑痰；草果温中散寒，能辟瘴疠、疟疾；苍术燥皮渗湿，可逐山风邪痰；藁本祛风而痛连脑顶自能止；香薷散暑，劳倦气虚非所宜；木香降气止痛，脾寒泄者可实；厚朴行痰化滞，腹胀满者能消；小茴香开胃亦消寒散疝；益智定魂涩精，可使痛小；沉香止痛，能壮阳道；檀香驱邪利膈，可辟臭秽；丁香温胃壮阳，冷呕秽而可降；降香驱邪辟恶，止血定痛自不难；制半夏化痰止咳、亦能止痛，实脾为燥，痰慎少用；南星胜湿除痰，亦可祛风散寒，阴虚者不宜用；香附和血顺气，利三焦、解六屈（瘀）、止诸痛，肚腹胀满而可消，胎前产后而可补；吴萸大热，散下焦阴寒之痛；川椒纯阳，祛上焦凝滞之冷；陈皮宽中下气；青皮破滞伐肝；

砂仁醒脾快气、化宿食、调气破结滞，赤白痢泻所必用、安胎定痛所需；山楂消肉食，一切油腻可降；麦芽消谷积，一切米滞可消；神曲消食开胃；粟壳止痢固肠；干槟破滞胀；尖槟治疟痢，然干（槟）则劣，而尖（槟）者则良；枳实利胸满；枳壳能宽肠，然实则猛而壳则缓；螵蛸止浊杀虫，又能治小儿疳热；阿魏破积消块，又能定诸虫作痛；三棱破血中之气，消积削积；莪术破气中之血，去瘀通经；田七散血止痛，跌打常用；姜黄破血祛风，血积可攻；元胡止诸痛，取其行气破血，须识其堕胎；益母草调经保产，去瘀生新，治胎漏带崩，兼消疔肿乳痈；蒲公英化毒解热，消肿通淋，治乳痈疔毒，而能乌发擦牙；白附子逐风痰胜湿；木鳖子拔金疮而消蚌痛；蛇床子强阳益补，又去风湿，杀虫止痒复；甘松理风齿；覆盆子固精益肾，更能明目而起阳缩便；荜茇治头风牙痛；草乌理热毒，治风痰顽牙颇胜；川乌、大蓟极破血，治痈肿血淋；小蓟、续断子行水破血，祛冷气胀满；使君子健脾杀虫，消积热疳症；款冬花润肺泻热，咳嗽痰血皆宜；金佛草下气消痰，阴虚勿用；乌药消风顺气；杏仁润肺行痰；夏枯草消瘰疬结核，兼宁目珠夜痛；五加皮祛风胜湿，疗肋骨之拘挛，消风肤之肿胀；石榴皮固脾涩肠，敛泻之肛，止崩带之下血；柯子敛脾开声；枇杷叶泻肺降气；海桐皮暖血、祛风、逐湿；皂角搜风、散热、通关；辛夷解热逐风，达窍利节；郁李仁破血燥气结，并治水肿目胀；白果性涩，定喘止咳，又能化浊消滞；乌梅酸敛，涩肠止痛痢；蕤仁明目、益水、生光；巴豆为斩关夺命之将，破痰癖、削血痕，泻脾莫及其勇，去油即巴豆霜，其性彼生稍缓；干姜为回阳复脉之主，定战寒、干厥逆、温中谁及其强，炒焦名炮姜，其性较干姜更燥，至若祛寒发表、温胃呕止、通神明而去秽恶，而不知其乃散风遂痰、止痛定痹、治面痰而除阴痕，人称其为白附；僵蚕祛风止痕；菖蒲通窍辟邪；原蚕炒燥，去风湿；莱菔子宽胸利膈，降则定喘咳嗽，升则吐风痰，又能调下痢；白芥子利气豁痰，行则消肿，行则痛止，又能治脚气痛甚；淡豆豉除烦解表，合栀子可呕虚烦；火麻仁滑肠润燥，和苁蓉可滑大便；蟏蛸通淋缩便；蛇退去膜；蜂房解毒；蜈蚣攻毒；全蝎追风定惊；草蚧治风温痹，又能消便除浊；泽兰和血消肿，专治跌打外伤；寄奴破瘀止血，治刀伤而实验；威灵仙去湿痰除，追积疴而功；本贼去湿止泪，常为蝉蜕之助；谷精明目去翳，功在菊花之上；浮萍散湿止痕；慈姑解毒消核；莲须涩精；榧子杀虫；山内温中而辟恶；牵牛泻肝而解毒；乳香、没药生肌止痛，能和气血；赤石脂止痛涩肠，收口长肉；樟脑、水银杀虫通窍，可治疥癫；五灵脂治一切气血腹胀，又能杀虫消积；无名异疗一切金枪损伤，又能止痛生肌；禹粮涩肠止崩，又能下胎催生；麝香通窍，透肌入骨，解毒杀虫，凡乎医疮可用，性易堕胎；梅片香窜锁惊，除痰、通关、散热，所以目疾而投，然水发火；血竭和血散瘀；雄黄解毒杀虫；硫黄杀虫治癫，谁知其可补命门相火；钟乳石通节利窍，熟识其能，补右肾真阳；枯矾干水止痕；阳起石补命门、治阴痿精乏、子宫阴虚冷；青矾化痰；炉甘石平目疾，除眼眶湿烂，可化瘀血为水；白矾解毒涌吐，又能坠痰；青礞石削胸膈壅滞，可坠顽痰如铁；胆矾吐痰、散风、杀虫，又能治疮蚀；玄明粉润燥软坚，有推泻疏通之力；玄精石泻热补肾，有扶极危逆之功；穿山甲善通经络、攻毒消痈、下乳坠胎；黄蜡性本润涩，止痛生肌，而兼止痢、续筋；石脂固肠，治崩带泄痢，而兼止血、敛疮；铜青渗湿、理风眩、烂眼，而能干水、杀虫；自然铜散翳止痛，续筋接骨；蜜佗僧坠痰锁惊，消疮而杀虫；芜夷因其杀虫消积，又能去湿化食；茄根散血消肿，何愁打着扑伤；论毒莫甚於班茅，班茅惟癫（狂）犬削疬，若外敷过多，则起泡烂肉；. 杀人莫惨于砒霜，惟药外搽，若用之太多，则肉裂皮崩；蛤粉止痢宁刺，涩精而敛汗；象皮埋口生肌，利胆于尘；蟾酥毒烈，治发背疔肿；白蜡温柔，能止血生肌；葱头通阳发表，可解一切鱼肉之毒；蒜头辟疫消水，能治一切痛疽疮核之痛；韭菜壮阳散瘀；韭子暖肾杀虫；百草霜治血流而消阳斑；茯龙肝治崩带而化丹毒，若夫米糙醋敛血秘气，惟糙米藏久毋使，多食伤津，少则开胃进食；美酒和血壮神，独贵家酝酿醇勿令过饮生湿，知其利害耶。

药性温补类：

药有温补，用须得宜。黄芪补气，保元益肾，生用托散，炙用止汗；甘草和中，扶元补气，生用解热解毒，炙能补中；人参大补肺中元气，强脾胃，长精神，救气虚将极之候；鹿茸大补肾中真阳，生精髓、强筋骨，扶气将危之秋；熟地补肝肾而滋阴，生精生血，阴虚得之壮水以制阳，为肠腹胸滞者有时而暂避；当归入心肝，及脾而长肉，血虚气寒者而得暖经以调营，惟肠滑脾泄者有时少用；杞子滋肾水而润肝肺，生精助阳，补虚劳、强筋骨、润颜色、添精神，聪耳明目，补相火而不同附子之热，止消渴又不同麦冬之凉；山茱萸温肝肾而固精气，强阴扶阳，安五脏、通九窍、缩小便、暖腰膝，益髓调经，治风而不同苍术之散；淮山药固脾补肺、补阴清热，精滑者用之收敛涩精，羌活之辛疗湿脾之不同；茯神开心益智、安魂定神，心虚者用之能保；玉桂入肾，性本燥甚，补命门之相火，散寒暖肾，抑肝扶脾，引火归原，除虚热暖气，血生而精神；附子入右肾，性更燥，亦补命门相火，温中散逆，回阳暖肾，常助参、芪而健大功，或辅地、柯而立速效，然桂性辛动，疏然坠胎附性行走，孕妇勿服；杜仲补肝肾，治腰膝疼痛，强筋健骨，糯米浸炒，合续断而固枯胎；川芎主升散，治风寒头痛，好酒浸透而催生。

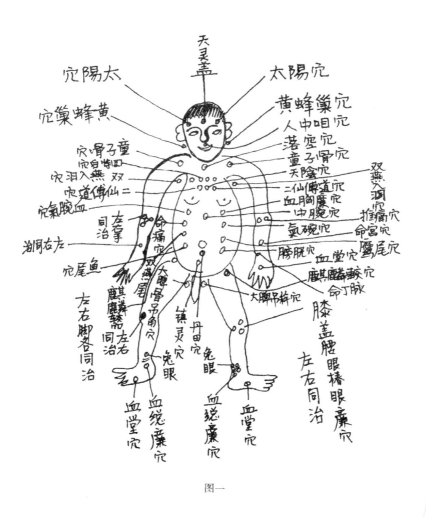

图一

25

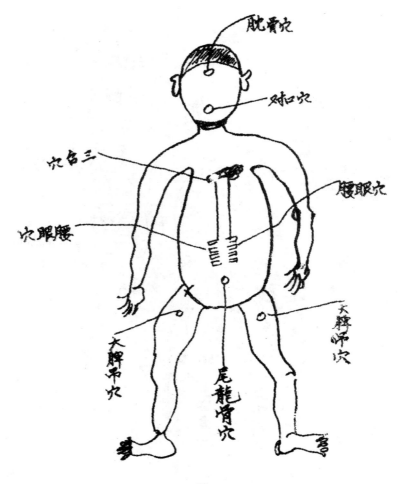

图二

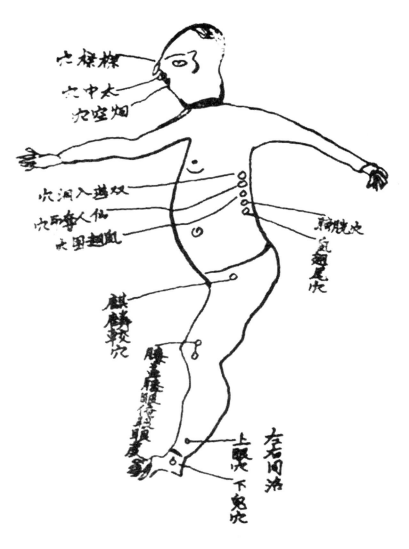

穴棕樟
穴中太
穴空烟

双越入洞穴
仙人零印穴
颠趣里大

蝴蝶穴
气翅尾穴

麒麟蛟穴

腰连膝眼传膝虚眼

左同治
上眼穴
下鬼穴

龙眼肉益脾长智、养心补血，治思虚劳伤心脾及肠风下血；石莲子清心除烦、开胃进食，治脾冷、噤口下痢及便浊为淋；玉竹平和，补肺润肾而滋阴；黑豆甘平，补肾而乌须发；糯米涌滞热，补气而敛阳；羊肉大补荣血，补长肌肉；黄精养脏，增精髓、强筋骨，而治通体风淫，久服不饥；狗脊益气、养血、助筋，滋肝肾，而治腰漆痛疼，利于俯仰；蜜蜂糖补中暖肾，本百草之精英，以酝酿成汁，此味极甘和，能解毒，和药调营卫而润大肠，止咳而除下痢；猴肉可作糍饼，消疳热而肥儿；紫河车荣血养肌，本混纯之精，以人类血补血气，其功尤捷见，故能旺血壮气，又可治虚劳而救伤损极，定癫痫而复元神；白花蛇出新州又名蕲蛇，性温大补，追风逐湿，专治风疸而独步；乌梢蛇（钱串尾）功同蕲蛇，性亦峻补，搜风祛湿，亦治风疸而最佳；虎骨壮气血而强筋骨，追风辟邪，兼去瘀治风、拘挛及瘟痿、癫痫，虽猪狗咬伤而无虑；羌附之列，故有风称苁蓉之号；蛤蚧补肾命而壮精阳，止咳定喘及肺痿咯血、气虚血竭，若风寒之咳非宜；肉苁蓉补肾命而兼滑大肠，壮阳益阴，治劳、遗精、腰痛及虚弱、脾涩，此味至和主缓，温而不峻；何首乌补肝肾而涩精，养血祛风，治时行恶疟，寒热及劳瘦、崩带，此性不寒不燥，功在地冬之上，故有延年广嗣之能。

跌打外敷吊瘀散：田七一两　莪术三两　泽兰四两　山栀一两　桃仁一两　芥子六两　然铜一两半　续断一两　桂枝一钱　寄奴一两半　乳香（去油）三两　没药（去油）二两　白胡椒二钱，又加生药同研，仙桃草三两　毛麝香二两　山元眼二两　人地川芎（生熟同研细末）三两，用时加生姜五钱、葱一两，同槌烂，加面粉少许，和匀药散约二两，酒煮成糊，用蜡纸开敷伤处，一日换药，或两日亦可，用包绑。

外敷驳骨续筋八宝散：驳骨草八钱　寄奴四钱　泽兰一两　续断八钱　然铜八钱　龙骨四钱　田七八钱　象皮八钱　生羊胆五个　血珀三钱　乳香（去油）四钱　没药（去油）四钱　又生草药二味：仙桃草六钱　毛麝香三钱，共为细末。

跌打论药如何之用法

金边土鳖止痛驳骨；红花凉血去瘀；桃仁破血瘀；白芷上部祛风、排脓；牛膝祛风祛湿，入脚；琥珀定痛生肌，经止排脓；生军入阴，滑肠；羌活祛风；菖蒲通窍止痛，祛风祛瘀；天麻祛风；川芎祛风、祛脓、行气；牛黄祛痰，定经清热；古钱驳骨；熊胆止痛祛恶；沉香顺气止痛；血竭祛瘀生肌；自然铜驳骨；没药止痛；细辛祛风湿；独活入下部祛风；桂枝祛风入手；全归活血祛瘀；茜草理崩；田七止痛祛瘀；神曲散气消滞，入胸膈；梅片内服通窍，外用生肌；麝香止痛通窍；丹皮小腹祛水祛瘀；枳实行气；小茴祛风行气；广木香化痰行气；降香化气止痛；莪术散气，祛瘀止痛；酒药行活血能走周身（即酒饼）；续断理筋骨祛风；茜根散血祛瘀；川芎入上部祛风活气；杜仲固气入腰；猴骨驳骨祛风，半夏化痰；人中白定经祛痰通脉；海螵蛸通脉；碎补理筋骨祛痰；陈皮化痰下气；乌药祛风，行气祛瘀；管仲散瘀毒；茯苓皮祛腹中火湿；珍珠定经祛痰，止痛生肌；虎骨驳骨祛骨风；桑白皮祛肺火；甘草和血解毒；寄奴止血、止痛、祛瘀；北芪固气血；北杏入肺清热，止咳除痰；远志安心益志，壮气散郁，充精壮阳而补心肾，使心交肾，自上达下，神志昏迷者赖此以醒，割豁惊悸梦泄者藉此以平安；枣仁宁心定志，安魂定魄，敛汗醒脾而温肝胆，解渴除烦，保神养血，胆虚不眠，炒用而安睡，胆热好眠者，生用而醒神；白术燥湿，健脾利水，佐参、茯而能补气生血，故凡阳气虚寒、脾湿下泄，投之而效；扁豆温香，开胃进食，合茯、术而能健脾补气，故凡脾胃虚弱，消暑除湿服之可收全功；鹿角、鹿胶性本纯阳，可配之纯阴，故能补阴中之阳，凡血弱气虚、寒凝痰倦，用之能补精血、长肌肉、美颜色，最为补阴之首选；龟板、龟胶性本纯阴，用之可配纯阳，故能补阳中之阴，凡精亏、火炎、虚弱、消瘦，用之亦足能补其真阴，滋肾水而补阴血，亦是滋阴之首推；鹿鞭补肾壮阳；鹿筋壮筋荣血；牛膝酒炒益肝肾、强筋骨，治腰膝瘀痛；故纸盐炒炙，补相火、暖丹田，和脾胃虚冷；柏子仁补心脾、润肝肺，养心扶脾；菟丝子补肾阴而益肝脾，益精强阴，祛风明目，治虚劳精寒淋沥；益母草止汗，治心脾虚弱惊痫；巴戟补肾祛风，强阴壮阳，能祛风湿，治脚气水肿；锁阳补肾强精、益阴虚，能兴阳痿，且润燥养筋；淫羊藿入肝肾、补命门、壮阳气、坚筋骨，治男阳绝不兴、女阴绝不育；胡芦芭入右肾补相火，暖丹田壮元阳，治肾脏常冷，阳气不归原；白芍补肝和血、敛阴济阳、止痛收汗，合熟地、芎、归为四物补血，妇科通用；白茯补肺利水，通肾交心，自上达下，同参、术、炙草号为四君子补气，脾泄常需；芡实固肾益精、梦遗滑泄、带浊，腰膝痹痛可以除之；莲子健脾开胃，治心乱、梦遗、白浊、崩带、痹泄、久痢；女贞子补肝肾而养血，消阴火而解骨蒸劳热；骨碎补益肝肾而补折骨伤，治足痿而疗肾虚耳鸣；砂仁化气祛风；桔梗开胸行气入肺，车前利水入膀胱；生羊胆驳骨止痛；木通利小水走四肢；元胡止肚部痛；秦艽滑大肠；松节固节而入骨节；寄生行气祛湿；郁金散郁气祛核；山栀祛三焦之火，清热凉血；朱砂定经入心；木瓜祛风去湿；象皮生肌；龙涎香行气、止咳、化痰；大茴祛风活血；驳骨草驳骨止血；南杏润肺止咳；辰砂入肺定心神；川贝化痰，行气止咳；枳壳用法同上，入肺；柴胡发表；升麻走上部，散表。

内服八宝接骨散：驳骨草八钱　然铜八钱　续断六钱　金边土鳖二十只　血珀三钱　儿茶四钱　乳香五钱桂枝三钱　木通二线　古铜钱（醋淬七次，火煅）三十个，共研细末，每服一钱半，酒送下，早晚服药，如下部空肚服，上部饭后服。

妇科万应调经种子丸：能种子调经、养神固气，祛风活血。白芍八钱　郁金五钱　当归一两半　熟地一两半　元胡五钱　厚朴五钱　杜仲五钱　饭术五钱　白胡椒一两半　枳壳三钱　桔梗三钱　砂仁一钱　法夏八钱

陈皮二钱　乳香四钱　黄芩五钱　瓜蒌仁四钱　川红花三钱　羌活三钱　祈艾八钱　母草一两半　黑羌五钱　秦艽五钱　防党五钱　川芎八钱　生地五钱　香附四钱　炙草五钱　白芷三钱　防风五钱　天麻五钱　桃仁廿粒，共为细末，炼蜜为丸，每重三钱，用鸡二只剖净，开丸五个，纯服三二次，其经自调顺，若经闭多服一二次，其经自然有来，多服二三次，其经亦能调顺，如无病服此丸，可养神活血、补气祛风，常服此丸，百病可除，有益无损，又能治妇人一切毛病，实为妇科第一圣药也，此方传自少林寺僧。

妇科坤元丸：专治妇人气虚血弱，月事不调，若身体虚寒，气血虚弱可服，应效如神，身体壮热者不可服。当归一两半　熟地一两半　杜仲八钱　祈艾八钱　白胡椒钱半　厚朴五钱　炙党八钱　饭术七钱　香附五钱　法夏六钱　黑羌八钱　母草一两半　炙草三钱　元胡五钱　砂仁一钱　川芎八钱　白芍八钱　郁金五钱　北鹿茸三钱　高丽参三钱　防风五钱　瓜蒌仁三钱　旧陈皮二钱　羌活三钱，共研细末，炼蜜为丸，每重三钱，用蜡封固，凡妇人气虚血弱者，用黑肉鸡一只剖净，用丸三个，同炖一个时辰，久服二三立效。

妇人小产妙方：川芎三钱　当归三钱　砂仁一钱　制香附二钱　川红花三钱　羌活三钱　防风三钱　荆芥二钱　黑羌钱半　枳壳二钱　川朴二钱　桃仁十粒　白芷二钱　玉桂一钱，煮冲服。

治妇人常流白带方：京柿蒂十个，煅灰为末，茶送下，多次即愈。又方：沙虫干一二两，煲（炖）瘦肉汤服，三四次自然痊愈，此方流白浊日久亦愈。初流白浊方：锦军一两　海金沙一两　六一散八钱，共为细末，每服二三钱，白糖水送下，每日早午晚空肚服，要戒清口、生冷热毒等。

刀伤止血止痛生肌散： 此散外用，切勿入口，记之。田七一两　寄奴一两半　儿茶一两半　象皮三两　龙骨一两　马前（制去毛）一两　白胡椒二钱　乳香（去油）二两　没药（去油）二两　小儿满月剃头之发（煅存性）四钱　良白薯（切片，用童便浸一月，取起晒干）一斤　又加生草二味：满天星（炒）五两　入地川芎（炒）三两，生熟药共研极细末，候用，用药如用兵，当先察情形，汤头须注意，方见药有灵。

拔毒生肌万应膏： 此膏专治花柳横痃、芒果鱼口，诸般恶毒，用之拔毒非常，并能生肌埋口，兼用之一切热毒疮无不见效如神。生军一两　黄柏一两　黄连一两　山甲二两　红花八钱　川足十条　乳香八钱　没药八钱　全虫三钱　连翘八钱　甘草二钱　儿茶八钱　龙骨一两半　象皮二两　寒水石八钱，共研细末，用猪板油五斤，切勿落水，煎油取起去渣，放药末熔煎三个字钟，再加下列各药同煎。红升丹三钱　黄升丹三钱　梅片钱半　琥珀末三钱　雄黄钱半　川白腊七两，共放埋溶同煎之，至两个字钟久，取起放好，数日可用。

天灵盖穴受伤： 此大穴，如伤急服，如脑出破盖者即死，如未破盖脑未出（外敷、内服），加重伤即服药：

川芎三钱　故纸二钱　没药（去油）三钱　乳香（去油）二钱　然铜（制）三钱　黄芪钱半　田七（冲服）一钱　升麻五分　桃仁七粒　碎补钱半　续断钱半　寄奴二钱　甘草五分　土鳖六只　酒饼一个，再看服后如何，再服多次，净水煎服。此症慎之而行，左右太阳太阴两穴同治，亦重要之穴处。

二、沈元善先生伤科

沈公昌惠，字元善（生活于公元 18 世纪），为清代医家、武术家。此书成于公元 1736 年。

沈公伤科

先祖讳昌惠，字元善，于乾隆初年间，清朝初平，豪杰治世，勇力为先。敝地是海边之所，多有大盗上岸掳掠，故吾先祖访得名师，教习拳棒武艺。吾祖习学精通，有神功莫测之法，十八器械无一不精，练授沙标百打百中，堵板能穿，跳跃如飞。因南海洋乱，有鸭赛大盗横行打劫船商，此时蔡千未出，此帮没归蔡千。南田相近有山屿地名黄衙，捕鱼之要所，强盗累带掳掠。于是商家聘请吾祖保护，使强人不得挚扰。外有镇邑，施世昂侵夺此山，私借官兵大闹黄衙，伤残官兵，上宪两治，吾祖幸得道宪昭雪，施世昂重究治罪。余今受祖业之德，岂可不报祖父之恩。特将秘本刻传于世，为报祖德云尔。沈扬泰识。

上卷 沈氏家传秘本 接骨上骱诀 取箭破弹诀诸穴明堂图注（缺） 诸穴明堂总记 十二时辰气血流行诀 诸受伤分别。

中卷 丸散方 去腐拔毒方 生肌方 升降方 膏药方 补遗集方。

下卷 炮制药性则例 试脓用刀法 刀针式样 针灸禁忌法歌 尻神图歌 医家五戒十要 造孽报应说 损子堕胎异报 视病防受毒气。

是集文极俚俗，确是江湖家笔墨，惟论治、采方皆极中正。医贵愈疾，不在论文不得品秀，才家论文法绳墨之一喏。大隐卢居士跋。

沈元善先生伤科秘本上卷

秘本总论

夫伤科者，虽为顽医外科，亦须审辨内理。若不分经络脏腑，不识病原，不熟药性，一味庸方草药，不过暂疗无碍之症。若危险之症，岂能决疑而应手奏效乎。假如方中用自然铜为接骨之要药，今顽医骨不断碎亦用之，令人反成骨瘘。乳香、没药、桃仁等药，散淤止痛为要；然无淤亦用令人枯乏。然当归、红花亦为活血破血之分，枳壳、青皮、陈皮、木香亦为顺气之别。以人亦有强实虚弱、老幼男女之殊；受伤内外、轻重之因。若一例而治，是为庸愚之意也。然接骨上髃，必要名师临症传授手法，不能笔记意传。如他症用药照法施治，无不为验。

论生死诀

金疮诸损眼晕青，定位身亡难救命。若直气喘并呃逆但看一切内中应。鱼际无脉不可治，脉乱洪大命难存。顶门浆出亦不治，口吐诞沫难保命。眼定口攒为肠隔，反肚眼白口吐粪。胸伤气绝心霍肺，大笑不止肾腰侵。面红唇白并气喘，撒手脚直汗珠淋。遗尿发直皆不治，一切犯之命归阴。

接骨上骱诀

凡接骨上骱不能意传，各有手法传授。惟头骨、华盖骨、背脊骨、两肋骨、尾闾骨俱不能接。如四肢骨断，皮肉不破者，将手放平，用解郁宽筋散、放伤膏内贴好，上盖绵絮，外用杉木皮、布帛绑紧，用带紧缚。候七日肿退，再收加紧，切莫宽松。两月放绑，内服飞龙夺命丹加骨碎补、地鳖虫，三五服后，用益补之剂调理，忌一百二十日重力行走。如骨断肉碎者，内服麻药或外敷麻药，将肉破开，以骨排平。如不合筋肉之碎骨取出，合筋肉之骨整好平稳。用清凉太白丹、清凉太乙膏贴好，外用前法绑好，十四日可换、再绑，内服前药调理。

——脱环跳穴，将患人卧于平地，一人上身捕捉，医人坐于地上，两手紧握其足，齐力手扯，将足蹬其环跳即进矣。

——脱肩，用短梯一部，将患手穿过隔梯，一人将身捕住，医人扯其患手，转动扯续即进矣。

——落下颏，将大指插口内槽牙尽根内，外钩住摇动即上矣。凡脱诸穴，外贴伤膏，内服补中益气汤数剂，使不再患。其他小伤诸法方药，俱移载于急救良方见之。

取箭破弹诀

——箭入肉内不出，用蜣螂、雄黄、象牙屑三味为末，蜜调如丸，纳伤口内；外用羊肾脂打融贴之，必作痒而动，拔出以人尿洗之，贴膏能愈。

——中毒箭有二种，交广变夷用焦铜作箭镞，人若中之，腐烂而死；急取金汁内饮、外洗。一时不得，即灌入粪汁，煎后敷之，非此不能解毒也。

——中药毒，急用蓝靛汁一大碗灌之，外亦涂之，若用前法更好。

——火弹入肉，急饮地浆水一碗。未出者，用麻药内服、外敷破取；已出者，用洋糖纳入孔内，过夜取换。

——夹伤，禁用敷药、膏药及泥涂等法，后必作肿成脓。即用朱砂、银珠，烧酒调敷伤处。着一人以手十指尖轻啄搔其足心，再着一人以笔管于患者脚面上轻轻赶之助通血脉。内服琼液散（即刷杨花为末），或五分，或七分，陈酒调服至大醉如瘫，连服二次而愈。

诸穴明堂总记

泥丸穴在头顶心即前百会穴，听官穴在耳门前即是，华盖穴在胸前高骨下即是，正心穴在华盖下二寸一分心窝潭脐上六寸，霍肺穴在正心下一寸一分即是，板肚穴在霍肺下一寸三分即是，丹田穴在脐下二寸即是，气海、精海二穴在脐下一寸五分即是，关元穴在脐下三寸即是，海底穴在肛门前谷道穴即是，上血穴在乳下左旁一寸三分即是，正血穴在上血穴下一寸三分即是，下血穴在正血穴下一寸三分即是，上气穴在乳下右旁一寸三分即是，正气穴在上气穴下一寸三分即是，下气穴在正气穴下一寸三分即是，三侠穴在乳下两旁各开三分即是，分血穴在关元左边开半寸即是，分气穴在关元右边开半寸即是，章门穴在左边肋骨下软胁处即是，池门穴在右边肋骨下软胁处即是，血囊穴在章门下一寸即是，气囊穴在池门下一寸即是，肺俞穴在背上第三节脊骨即是，心俞穴在背上第七节脊骨即是，膏肓穴在心俞两旁各开一寸高骨内即是，血海、气海二穴在膏肓下一寸即是，肾俞穴在背脊自上至下第十八节，自下至上第七节两旁各开一寸三分即是，命门穴在第七节肾俞之中即是，鹤口穴在尾骨尖头，一名尻神、一名尾闾、一名涌泉穴即是，涌泉穴在足底心即是。大凡人周身一百零八穴，属上三十六大穴受伤以致命，宜慎之。

气血流行诀

子胆丑肝寅肺卯大肠辰胃　巳脾午心未小肠　申膀胱酉肾戌包络亥三焦。大凡人一身穴道中，每日十二时辰以合十二经络，气血流行，何时行于何经、何穴。受伤者难治，亦宜慎之。

诸穴受伤轻重分别

泥丸穴重三天，轻六十四天；听宫穴重二十四天，轻半年；华盖穴重即死，轻二十四天；正心穴重即死，轻一百二十天；霍肺穴重即死，轻一百二十天；板肚穴重即死，轻一百二十天；气海穴重即死，轻一百二十天；丹田穴重九天，轻五十天；关元穴重五天，轻一百二十天；海底穴重七天，轻四十九天；上血穴重三十六天，轻一百六十天；正血穴同上；下血穴同上；上气穴同上；血气穴同上；下气穴同上；三侠穴重七天，轻六十四天；气囊穴、血囊穴重即死，轻四十二天；分气穴、分血穴重十三天，轻一百二十天；章门穴重三天，轻一百天；池门穴重即死，轻六十四天；肺俞穴重九天，轻六十四天；膏肓穴重三天，轻一百二十天，吐血不治；血海穴、气海穴重七天，轻一年；肾俞穴重三天，轻六十四天；鹤口穴重七天，轻一年；涌泉穴重六十四天，轻一年。以上诸穴受伤轻重，宜慎审之。

劝相打歌

劝君切莫斗相争，拳棒相打不留情。耐得喉中三寸气，万灾千祸不临身。自己受伤自己苦，伤了他人心怎宁。但存夫子三分礼，不犯萧何六法刑。

伤科秘本上卷终

沈元善先生伤科秘本中卷

丸散膏丹类方

保安万灵丹：见《卫生鸿宝》卷二外科四肢门，本集以白芷易石斛，每服三钱，小儿减半。主治内又增发背、腹痛泄泻，伤寒瘟疫邪瘴。一治痈疽疔疮，一切表症，用葱汤送下，被盖取汗。如汗迟出，再葱汤或热酒催之必出；一治伤风外感湿邪，诸疮诸风亦用葱汤送下取汗；一治小儿惊风，薄荷汤送下；一治泄泻呕吐等证，陈酒或姜汤送下；一治风痛、痞满膨胀、痢疾、以及瘰疬、乳核、乳岩等症，汗后亦用陈酒送下。

蟾酥丸：加金头蜈蚣，名飞龙夺命丹（见同前）。主治内又添时痧、卒中。制法同，每服减作三丸，葱白须口内嚼烂吐在手心上，男左女右，将药丸裹入葱泥内，热陈酒送下。

太乙紫金锭：见《卫生鸿宝》卷一内科通治门。

神仙蜡矾丸：见《卫生鸿宝》卷二外科内服门，主治内又添虎狮毒蛇咬伤，服之使毒气不得攻心。即汤火伤者亦宜急服此丸，以上护心。本集仅有黄蜡一两、明矾（研细）二两，先将蜡烊，候温入明矾末，搅极匀，随烘随丸，如绿豆大，朱砂为衣，每服三钱，白汤送下，忌葱三天。

九龙丹：见《卫生鸿宝》卷二后部门，有巴豆，无山甲、归尾、红花三味。主治内又添杨梅结毒、大麻风癫等症。制法为末，和生蜜打成一块，瓷盒收贮，临用作豌豆大之丸，每服九丸，空心热酒送下。

稀涎丹：治一切咽喉痰症、癫痫，可代凉痰丸。明矾一两、牙皂（切）三钱、巴豆（去壳油净）七粒，先将明矾放铜勺内溶化，入牙皂、巴豆仁熬之，矾枯烟尽，取出研细，或散或丸。每服一钱，甚者二钱，即吐其涎，片刻下行而愈。

控涎丹：治一切颈项疬串痰核、痰饮、痰哮、中风等症。制甘遂　紫大戟　白芥子，前三味等分，共为细末，面糊丸，每服五分，此方一名子龙丸。

化世道人飞龙夺命丹：已抄《验方新编》（跌打损伤门）内。

七里散：巴豆霜　血竭　滑石　地鳖虫　乳香　没药半夏　归尾，前八味共为细末，每服五分，约走七里而行。

整骨散：六轴子（即闹杨花子，一名铁胡蜂），焙

研细末，每服三分，陈酒送下，摩擦伤处；重者，间日
再服。

麻药类方

整骨麻药：闹杨花　胡茄子　生川乌　生南星　生
半夏，前五味共为细末，面糊丸如芡实大，约重一分，
陈酒送下，大醉，开取、针刺不痛。

琼酥散：见《金鉴》六十二卷（外科心法）肿疡
主治类方。

茉莉酒：茉莉花根肥大者，酒磨一寸服之，一日不
醒；二寸，二日不醒。俱用冷水喷面，甘草汤解。

外敷麻药：川乌五钱　草乌五钱　南星五钱　半夏
五钱　细辛一两　胡椒一两，前六味等分为末，烧酒调
敷，刀割不痛。一方加荜茇五钱，一方无细辛加金蟾酥
四钱。

消风青龙散、退消白龙散、解郁宽经（筋）散：俱
已抄《验方新编》（跌打损伤门）内。

敷药类方

九如金箍散：治一切无名肿毒、头面肥疮、暑天小
疖。大黄　姜黄　黄柏　花粉各一两　防己南星半夏薄
荷叶　白芷各一两，九味共为细末，白蜜调敷。

冲和膏：见《金鉴》六十二卷（外科心法）肿疡

敷贴类方。回阳玉龙膏：见同上。真君妙贴散：同上。

去腐拔毒类方

三品一条枪：见《外科正宗》卷五瘰疬门。冰狮散：见同上。

化腐紫露膏：治发背脓疽、顽毒不化腐者，用此立效。蓖麻仁　轻粉各三钱　血竭一钱　白砒五分　巴豆五钱　樟冰一钱　螺丝肉一钱，七味用杵烂，麻油调敷，膏药盖好。

金不换：治一切疮毒、漏管并效。蜈蚣一条　蜂房二个　全虫三只　雄黄二钱　冰片三分　麝香五分　加五倍子，名八将散。

四味拔毒方：新开刀孔，蘸纸捻使孔不满，一切疮毒通用。月石　枯矾　腰黄　铜绿。

生肌类方

清凉太白丹：生肌长肉、拔毒止痛，敷下疳，夏月通用。煅石膏一两　轻粉一钱　冰片一分。

天蛇消毒散：治吃皮天蛇毒，蛇头指毒、诸疮，冬月多用之。煨石膏一两　腰面雄黄三钱。

珍珠散：煅石膏一两　飞陶丹一钱　珍珠三分，生肌通用。

八宝丹：珍珠二分　琥珀三分　血竭一钱　制甘石

三钱　白占二钱　石膏三钱　冰片一分　麝香一分。

升降类方

三仙丹：治一切痈疽发背、去腐生肌，惟梅疮则禁用之。水银　火硝　明矾（煅枯）各一两，前二味乳钵内研，不见星为度，入锅内碗盖，用纸捻塞实。生石膏半斤研细，铺纸捻上，再用黄沙铺满锅中，以平锅沿为限。碗底上放棉花一块，上用大秤锤压之，用火先文后武，约三炷香时候，碗上之棉花焦黄色，则丹成矣。

红升丹：五色灵药　白降丹　俱见《金鉴》六十二卷（外科心法）去腐类方、生肌类方二门中。

膏药类方

万应内伤铁云膏：已抄《验方新编·跌打损伤门》内。

清凉太乙膏：当归番鳖　元参　甘草各二两　生地大黄各一两，前六味或用香油，或用麻油五斤，每斤油中铅粉冬六两，夏五两。煎法同万应内伤铁云膏。

紫露膏：专贴发背提脓、烂脚疮，疗效如神。麻油四两　煎至滴水成珠，入松香一斤，冬制夏用，凡制法候温入研细铜绿二两。

拖油膏：治一切沿皮烂脚、血风等症，并效。文蛤

轻粉　白占各五钱　黄占一两　血竭三钱　冰片一钱，前五味研为细末，用熬熟猪油一斤，前药同化，候温入冰片调和，用棉纸拖之，随患大小剪贴，先以葱汤洗之，三日一换。

隔纸膏：川连一钱　乳香　没药各三钱　白占　炉甘石各五钱　血竭二钱　轻粉三钱　麝香一分　冰片三分，共研细末收贮。临用时，麻油摊油纸上两合，用针刺孔，先洗过贴之；紧缚三天，反面再贴，不过三次痊愈。

千槌神膏：专贴一切疔疮蛇头、蛀节热毒等症，并效。嫩松香二两　乳香　没药　银珠各三钱，铜绿胆矾　儿茶　血竭各二钱　樟冰三分　蓖麻子四两　前十味研末，松香、蓖麻各留一半，日晒，如槌时，添加蓖仁、湿松香，要槌千下。

补遗杂类方

结毒紫金丹：治杨梅毒上攻、穿腮透脑、及腐烂不堪，并效。龟板（炭火炙，陈酒刷，再炙再刷，共三次）二两　石决明（煅）五钱，前二味为末，炼蜜丸，朱砂为衣，每早晚服三钱。

五灰散：治脏毒、内痔、肛门内肿痛如刺、内毒未出。血管鹅毛　生鹿角（二味俱烧灰）　血余（即人发，亦烧灰）　川山甲（炙）　焙蜈蚣，等分为末，每服五钱。

如神千金方：白砒三钱　明矾一两　黄丹一两　蝎尾七个　草乌五钱，先将罐煅温，下矾，熔时下信石，俟烟尽取出，和诸药共研细末，麻油调敷，一日三次立效，无论远年近日。此方临安曹五公为高宗取痔有效，官封按察使。

扒疔散：治疔疮走黄，无药可救，以此方并效。腰黄　丁香各五钱　明矾一两，共为细末，裹豆腐皮内生嚼完，其汗如雨矣。

拔疔散：手指甲（炙研）　白丁香（研，即雄雀尿）苍耳虫（用菜油拌，焙、研）八个，拔疔神效。

立马回疔丹：即前三味加金顶砒　雄黄　朱砂　冰片　麝香各等分，蜗牛打烂，丸如米粒之形。

蛭蟾丹：用蚂蝗数十条，泥内火煅，取用净末二钱全禾一钱　（烧酒化为条子）　冰片　麝香各一分，共研细末。遇漏管，用银丝探其深浅，满孔插入，其管自然退出而愈。

桃花散：用陈石灰一斤，大黄两，炒至桃花色为度，愈久愈效，治刀斧伤，止血生肌。

移毒丹：已抄《验方新编·痈毒门》。

伤科秘本中卷终。

沈元善先生伤科秘本下卷

炮制药性则例，已分录《本草从新》各药类中。

试脓用刀法

凡阳毒起势，七日成脓；半阴半阳之症起势，十四日成脓；阴毒起势，二十日后内必成脓。如不起高，顶不见红活之色，必然气血大亏，须服阳和汤加附子数剂，必然红活高起。将两大手指按住患上，轻重按之，内如有水汪动者，非脓即瘀血也。仔细倾捺，自有指印，刀可进矣。又一法，用烧酒浸火纸贴患上，先干之处内必有脓，刀宜直进斜出，口宜大而不宜小，宜浅不宜深。阳毒过深恐伤肉膜，阴毒脓在贴骨宜深。仔细着定，恐伤筋脉，横丝斜流，恐防反花。古云胜形大，而心形小；行形圆，而意形方。此四句是孙真人秘诀。若已溃之患，大孔之旁有小孔，或有一二三孔，内肉不合名搭过桥，必要剪断割去，方能收功。如隐脚，必要剔去硬皮后治，此为刀法之尽矣。

刀 针 式

凡刀剪须用响铜造成，用之快而不痛，况铜无毒，易得收功。又喉枪，自来风利，剪银烙铁必要全备，可能应用。孔子所诏："工欲善其事，必先利其器"是也。

针灸禁忌法：逐日人神所在歌、十二支日人神所在歌。二歌共见《金鉴·刺灸心法要诀》。

十二支日人神所在歌：子不治头君须记，丑日腰耳寅胸应，卯日鼻脾辰膝腰，巳手午心真捷便，未头手足申头背，酉行膝背同其类，戌日在阴颌面间，亥日游行头颈位，十二支神禁灸破，男除女破应该会。

十干日不宜针灸，犯之病多反复。甲不治头乙耳喉，两肩丁背于心求，戊己腹脾庚腰肺，辛膝壬当肾肿收，癸日不宜针手足，十干不犯则无忧。

九宫尻神歌：尻神所在有根由，坤内外踝圣人留，震宫牙口揣宜记，异位还居乳口头，中宫行肩连尻骨，背面目从干上游，手膊兑宫难砭灸，艮宫腰项也须休，离膝肋胁针难下，坎肘还连肚脚求。为医精晓尻神诀，万病元干禁忘忧。

医家五戒十要，造孽报应说，损子堕胎异报。以上三则无非戒花除酒、忍气廉财、以及一切谨慎言行而已。行医固宜如是，即不行医亦宜如是。先哲之书俱在，非此品之所能书也。若在报应之说，尤属腐谈。心即天也，天即理也，但求我心无愧。即是天堂，问心不安；即是地狱，如是报应，故俱阙之。

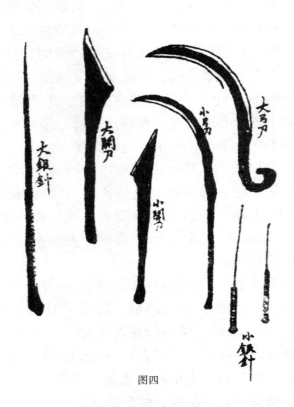

图四

视病防受毒气：凡医人身边，常佩艾叶，倘遇臭秽之气，塞己鼻孔，不闻臭气。如夏月，到患家外室先坐片刻，饮烧酒一二杯，不受臭秽。亦不可多饮，恐诊脉不准。切宜慎之。

伤科秘本下卷终。

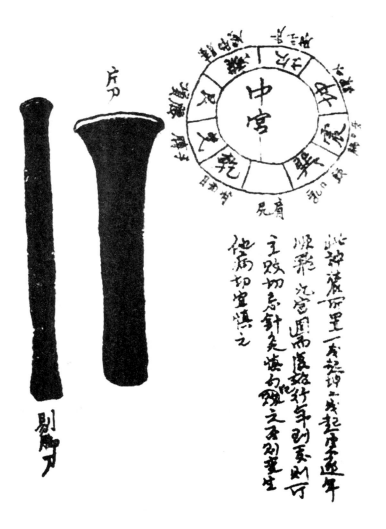

图五

二、沈元善先生伤科

三、霍孔昭秘传

霍孔昭，为清代乾隆时期的骨伤科医家。此书约成于公元 1781 年。

霍君孔昭，外科甲于长邑，其损伤为尤著。后杨氏略得其传，遂大行于时，欲求其术，盖秘而不传焉。吾友黄君鹤林，好学深思士也，于霍氏亲戚处觅其秘本，观其治法之次序、用药之轻重，井井有条，因抄录之。其在于活人寿世之道，岂浅鲜哉！不敢忘其所传，因弁数言于卷首。

乾隆四十六年岁次辛丑仲冬月胡德昂（日高）抄录

损伤科目次

总纲计二十四条　入骱计五条　总诀计三条

回生丹　八宝丹　麦壳散　血竭散　加味四物汤通血散　玉真散　九味羌活汤　鸡鸣散　通滞散　桃仁、承气汤　热瘀散　洪宝丹　化瘀散　均气散　止痛长肉散　接骨散　如圣散　熟粘皮散　导血散　一斗麦散　麻药方　九炼丹　一夜愈神丹　外敷麻药方　生肌肉方　一黑散　收口方　溃脓散（即香黄散）　护心散生肌长肉散　刀伤敷药　出箭方　止痛生肌散　一捻金

接骨膏　接骨止痛方　坠马落地折伤筋骨方　接骨止痛方　补骨续筋膏　跌打损伤散　乌龙接骨丹　接骨散刀伤药　六厘散　朱砂指甲散　七厘丸　七厘散　八厘散　上骱散　面伤青肿方　伤齿方　理伤膏　止血方又方　生肌散　鬼代丸　夺命灵丹　清脓散（即溃脓散）　薰洗方　鹿灰散　跌打煎方　归芍汤

霍孔昭秘传总纲

凡官刑杖打，皮破肉碎，痛苦难忍，先服回生丸一服、八宝丹一服、麦壳散一服。

凡打缩头板，必生杖痈。用小利刀细细割碎以出毒血，用血竭散干掺，用布卷成一圈。如杖疮大，高寸许，将葱白捣碎、炒软，略掺血竭散在内，将葱填在圈中，平满为度；用烙铁烧热在葱上熨，肉痛提起，痛止再熨，至三四个时为度；去葱，再厚掺血竭散，油纸盖定，软绢包好。倘有深重出脓水者，用芋竿、活老鸦眼睛藤煎汤洗；用川大黄、松香等分为末掺，包好。

凡棍棒杖打，皮不破、血不出，青红肿胀、痛苦难忍，先用加味四物汤酒煎服，外用半夏、大黄末、生姜汁调敷。用前葱熨法，再用血竭散、桐油调敷，油纸盖，加绢缚定。再用通血散二三服，童便下。又有熨法，用粗纸卷如杖疮大，童便浸湿、烙铁火熨，干则再浸，至二三个时为度。

凡治筋骨断碎、痛苦难忍，内用加味四物汤二三剂，外用葱熨法，麦壳散三服，三柱香时又用肥皂去核，火煨去筋，打成饼子，贴在患处，棉花包好，不可开泄，令热暖。再服回生丸一颗、八宝丹一服、麦壳散一服，俱热好酒下。

凡手足骨断、痛苦难忍，用回生丹一服、八宝丹一服、麦壳散一服。再用通血散一钱，小便调热服。外用雄鸡一只，杀去血、干去毛，剖去肚食，烘热，石臼将鸡捣烂，做成饼子。用自然铜二钱、附子二钱、血竭散二钱，研匀掺在鸡饼上，将饼贴在伤处，用薄板皮细绳扎定。夏一日一换、冬二日一换、春秋二日一换。

凡头脑打碎天灵盖破者，须衣膜不破脑浆不出可治。先用血竭散掺伤处，将葱白捣碎、炒软，掺血竭散在内，贴在伤处一寸厚，熨四炷香为度；去葱，用刀伤药厚掺，软绢包好，不可见风开动。倘有脓血流出，用葱椒汤洗去前药，将老松香、川大黄等分为末掺在伤处，洗时忌风。若被风进肿痛名破伤风，用玉真散、井花水调涂疮口；内服玉真散二钱，好酒下，以愈为度。破伤风，初发热红肿，风邪传沸经络未深入者，用杏仁去皮尖，研细飞面等分，新汲水调匀成膏，敷伤处，肿消热退愈。如伤重者，服九味羌活汤取汗。

凡刀伤肚腹大小肠流出，一人提取病人两手，一人提取两足，其肠自入。用丝线缝好，用血竭散敷，用葱熨法四炷香为度。去葱，用血竭散厚敷，油纸包好，不可开动见风，自愈。内服回生丸、八宝丹、麦壳散各一钱。

凡高处坠下伤筋骨、瘀血凝滞在内、发热胸腹胀痛，用鸡鸣散一剂，老酒煎服，去瘀痛止。若瘀血不尽，再用通血散、通滞散各一服，童便煎服；如身强瘀重者，可用桃仁承气汤。

凡遍身手足打伤，青红肿胀、皮不破、血不出、痛苦难忍，先服鸡鸣散，再服通血散、通滞散，童便煎服；如重者，用葱熨法以消肿，再用粗纸小便浸湿，熨二炷香为度。再服回生丸、八宝丹、麦壳散各一钱。

凡刎伤喉，先服回生丸、八宝丹一服。如伤开阔，用丝线缝好。用花椒汤或茶，用羊毛笔洗去瘀血，敷刀伤药，壁喜蛛窠盖贴。外用膏药软绢包法：一法先敷刀伤药，将葱白捣细炒热厚敷，用葱汁浸粗纸包，熨四炷香为度；去葱，用三七草口内呷细，厚涂刀口；用血竭散掺上，软绢包好，不可开动见风。倘有脓水流出，用葱椒煎汤洗净抹干，掺川大黄、老松香等分为末，外用太乙膏，二日一换。

凡跌打损伤青紫肿痛、皮肉不破、其人如狂、小便自利、谵语烦渴，此蓄血症。用桃仁承气汤，血下自愈；或通血散，通滞散选用。

凡跌打损坠、刑伤蓄血，青红肿胀、疼痛难忍，或大小便不通，乃瘀血不散、邪热传里、瘀血蓄于膀胱经。其人如狂，或小便不利，大便黑色，胸前腹内坚硬肿痛，身目俱黄、谵语憔渴，为蓄血之症。用桃仁承气汤下尽黑血，再服通血散，若血自下，不必服。

凡夹伤筋断骨碎，先用四物汤酒煎连服三四剂，再服回生丸、八宝丹、麦壳散各一服，俱酒下。仍照前用葱熨法，又用肥皂去核，火煨去筋膜，打成饼贴伤处，将棉花包定，不可开动见风，令暖热。后服接骨散八分、导滞散三钱，用童便送下。

　　凡唇皮跌碎不能食者，服回生丹一丸、八宝丹五分；用铁钳二把，钳住两边唇皮，用小利刀随钳割去两边碎肉，尽去其血；将钳缚紧，用竹片两块插入钳内，用线扎紧去钳。又以三七口中嚼碎，内外敷。又用葱白炒软，贴患处，熨至内热；去葱，将刀伤药厚掺，以绢包紧，五日即愈。

　　凡刎颈断喉，见者人多惊走，束手待毙；不知其热虽凶，死中有可活之机，医者须宽慰其心。不论气、食二喉，急令人扶正其头，托凑喉管勿使气出。如伤口阔大者，用线缝一二针，小者不必缝。用川椒汤以绵洗去瘀血，敷刀伤药，照前用壁喜蛛窠同膏药封好，软绢包。服回生丸、八宝丹、麦壳散自愈。此处见效甚速，但食饱之人犯之则不可救。此伤不宜用掺药，夫气必由之出入，若复用燥烈收敛之品，吸入肺经，阻塞气道必发呛，而血沫不止立毙，须慎之。

　　凡手足骨断碎，先服回生丸、八宝丹、麦壳散，随用熨法，再上敷药。将杉木板或杨树皮衬以灯草及棉花絮扎缚。令其暖而血易行。若患者畏痛，不肯令人动手，先将麻头或麻药煎汤，医人用手和汤缓缓捻之。碎者捻必有声，良久痛渐减半，急用左手把定伤处，不可让其退缩，即绑扎敷药。夏天一日一换，冬天三日一换。换时解开，须照前法，不可摇动其骨。令少年男人以热手摩其下段，使血暖得以活动。

凡从高坠下，轻者，令其如僧盘脚而坐，至一二时方举步行走。内服行气活血之药，可以无恙。如重伤几（乎）死，只有一息未绝者，令一人席地而坐，轻轻把双手抱患者于怀中，倘牙关紧闭，药无所施，急用半夏末吹入鼻中，稍苏，以麻油、生姜汁调匀灌之。待醒却用夺命丹一服，好酒送下，若过咽喉即可不死，方视其或外伤、内伤，从容调治，无不痊愈。如取药不及之处，急用童便冲，热酒灌之后，再治。

凡斩颈断骨，急扶正其颈，用杉木板连胸绑定。其头盖元首至重，此骨一断，头必垂下故也。外敷生肌收口等药，或先用熨法洗，亦可内服接骨丹，及生气补血之剂，多方调治，庶可活命。

凡肩颈骨断，头必翘起，先熨后贴膏药，再以纸或棉花铺衬；用性极柔软之板压之，以长布带穿缚在腋下，紧紧拴定。内服接骨丹及上部等药。

凡膝盖骨碎或脱出，若不治则终身不能站立。以柔软之物、或牛皮、诸色树皮，如骨大小，做成一圈，紧紧箍住其骨，以长带扎缚停当。内服接骨等药，如愈后去箍。

凡斩断指头，须即刻拈起装上，用顶好沉香、苏木为细末，少加轻粉敷断处，外用蛋壳包好，完固数日如故，稍迟则不可接也。

三、霍孔昭秘传

凡诸骨断折出皮外者，必甚尖利。先以麻药麻定，然后用极利之器锉去其锋，凑准捺入，依接骨法扎定，药亦如之；脉络相生，自然坚固。若患者畏痛医者畏难，不去其锋，潦草捺入，则方欲生肌，稍一运动，而尖锋复刺，以致伤久不合，遂成残疾。

凡囊裂卵出，轻手送入，以针缝之，敷上生肌散，外再以青荷叶包好，如无锈帕亦可。若龟头毁坏，只以粉霜掺之，忌熨。

凡铅弹入骨肉，刀钳无所施，须割开皮肉，用象牙、蜣螂、滴乳等分为末，掺入自出，或土狗七八只，共捣汁滴入亦出。如竹木刺入肉内，用鹿角尖及象牙尖、蜣螂末，香油调敷自出。如中火箭，恐毒气攻心，须服金汁或粪清，及松叶汁皆可。

凡骨突出，或箭入骨不出，及吊喉、吊唇，必须吃麻药，方可下手。

凡肚破肠伤，取上好火酒灌之，候片时闻其伤处，若有些火酒及秽气，则肠破。如遇此症且宽心，若伤口有蛆，亦耐性缓治。

凡天灵骨碎或颅裂骨陷，或出白浆似髓，见者畏之，多信是脑出而人即死，其不死者乃意外之酱也。先用法熨之，脓水流出，用川椒汤洗之，将香黄散敷上，洗一次敷一次。脓水净不必洗，切不可见风，内服玉真散酒调送下。如或破伤风而头面红肿发热者，服九味羌活汤。

入 骱 法

臂骨出臼：医人用左手仰掌托捏被伤之处，右手将下节拿定，切不可让其退缩，尽力一扯，徐徐放入故位，服行气活血之药自愈。

胯骨出臼：其骨从臀上出者，用一二人捉定腿拔伸节骨，医者用脚捺入。如从裆出者不治，诸处脱臼可得以治；惟此十有九难，不可不知。

肩骨出臼：令患者坐于低矮之处，医者以两手指镶入抱自膝上，其膝须并拢竖起；将膝借力着实拔宽节处，轻轻松手放入故位。又法，用梯二只对缚取齐，置一矮凳于梯下。先令患者服回生丹及七宝丹、麦壳散，立于凳上，两手架梯，左右捧定，令患者闭目，从而颠之，臼自复矣。若臼复而不时脱者，宜多服强筋壮骨之药方愈。

颔骨出臼：先令患人坐定，双手揉脸数百遍，使热气深入骨髓，医人方用大拇指入其口内，拿定下颔之牙，外以两手指将下颔往上一兜便是。

鼻骨出臼：鼻骨有笱有臼，如被伤脱出，用手按入臼鼻自正矣。若伤折者，须捺平其骨，熨之。先以空膏封贴二眼，以避其药，再用硬物护之，以避其火，头面诸处均要护之，熨后更换敷药，内服接骨散。

损伤生死诀：出血过多，脉宜沉细，若反浮速者，是风热所染，必死。从高坠下等证，内有瘀血，其腹胀

三、霍孔昭秘传

三、霍孔昭秘传

满，脉宜强旺，若虚弱者死，命脉起者生。出血一二日，脉来洪大者二十日死，滑细者生。内伤心肺、天柱骨折、衣破脑碎出、腰背腹肋、小腹受伤、或粪出者，俱不治。

损伤不治诀：一右伤入肺，其人虽不死，至二七日难过不治；一左胁下伤透内者不治；一肠伤一半者可治，若全断者不治；一小腹下伤内者不治；一如症候繁多者不治；一脉来洪浮不实，重按无根者不治；一年老之人压碎左股者不治；一肾子破伤者不治；一如血出尽，不止者不治；一或肩内及耳后伤透内者不治。

损伤戒禁诀：一戒房事；二戒暴怒；三戒寒凉药；四戒食毒物；五戒食生冷；六戒用布包；凡敷药，外须用油纸衬，然后以绣帕包，使血不染包上；七戒冷水洗；八戒热汤洗；九戒犯火气；十戒与妇人同睡。

回生丸：乳香　没药（焙）各一两　全蝎（焙）一两　蚯蚓（去土）二两　丁香　木香　无名异各一两麝香五分　自然铜（煅）一两，为末，蜜丸如龙眼大，金箔为衣，黄占包裹，每服一丸，好酒送下。

八宝丹：丁香七钱　木香　乳香　没药　血竭　檀香　沉香各五钱　麝香五分　鳖儿虫五钱　加土鳖五钱儿骨三钱，为末，每服五分酒下。

麦壳散：自然铜　古铜钱（醋煅十次）各二两　鳖儿虫（焙）五钱　乳香（去油）　没药各三钱　麝香五分，为末，瓷器收贮，不可泄气，每服五分酒下。

血竭散：千年石灰四两　风化灰二两　大黄　肉桂各二两　生半夏四两，将灰为末炒黄，下黄、桂二味和匀，入风化灰末和匀如桃花包，候冷入半夏末，再研、筛过收贮。如治杖打，先将小利刀去毒血，此药掺上。就用此药末、生桐油调膏贴，其效如神。

　　加味四物汤：川芎　归身　白芍　地黄　丹皮　川乌（生）一两　丁香五钱　槟榔七钱　大黄一两　桃仁二十粒　官桂　牛膝　木香各五钱　胡椒一两，老酒煮服作散，每服二钱。

　　通血散：治打伤重者，皮肉不破，瘀血作痛发狂。大黄（半生半熟）五两　当归二钱　大附子五钱，为细末，每服三钱，童便调服，重者用二服，或用五钱，加桃仁七粒。

　　玉真散：治跌打金伤或破伤风。南星　防风　白矾各三钱，为末，水碗半煮干，取出晒燥听用。如破伤风用井水调敷，内酒服一钱，或童便服；如牙关紧闭，角弓反张，童便服二钱；如癫狗咬伤，口含浆水洗净，抹干敷上，永不发亦不作脓。

　　九味羌活汤：治破伤风咳嗽，面肿，发热。羌活　防风　白芷　干葛　川芎　细辛　赤芍　桔梗　甘草姜葱煎。

　　鸡鸣散：治坠下及木石压伤，皮肉不破，瘀滞作痛。川大黄一两　归尾五钱　桃仁（去皮尖）十一粒，老酒碗半煎至一碗，冲童便七分，头一晚夜煎至鸡鸣热服，以下其血。倘有发晕者，热童便灌之，或作末，每服五分，热酒冲服。

通滞散：治跌打伤重者，二便不通，瘀血攻心，腹作痛将死。大黄　桃仁各三钱　红花二钱　芒硝四钱，水煎冲老酒，童便热服。天寒加干姜、肉桂。

桃仁承气汤：桃仁（去皮尖）二十一粒　大黄三钱　芒硝一钱五分　甘草一钱　姜三斤或加归身　红花　苏木，水煎，冲童便尤佳。

热瘀散：治天寒瘀血、寒凝作痛。干姜　肉桂各三钱，为末，随病轻重服。

洪宝丹：治伤在胸膈上，血不得下，服此其血即吐出而愈。花粉三两　姜黄一两　白芷（忌火）二两　黄柏一两，为末，加绿豆粉，水调服。

化瘀散：治瘀血攻心作痛。川大黄五钱　肉桂　桃仁　当归各三钱　附子一钱　红花二钱　苏木三钱，为末，童便煎服。一方：当归五钱　大黄一两　桃仁二十粒，为末，童便、酒下。

均气散：治从高坠下，跌扑损伤，胸胁刺痛。丁香　木香　沉香各二钱　五灵脂三钱　枳壳　首乌　当归　官桂　乌药　赤芍　玄胡索各八钱　红花　红曲　苍术　青皮各二钱　槟榔　桃仁各三钱　甘草　砂仁各四钱　白芷五钱　藿香八钱　小茴香　破故纸各六钱　川乌七钱　苏木五钱，为细末，酒服三钱，童便服亦好。

止痛长肉散：治打伤或破或不破，服此不痛不烂。露天窖内砖片（四五十年者佳）洗净，炭火上醋煅十次为度，为末，瓷器收贮。每服二钱，老米饭为丸，童便、老酒各半，食远服。不作脓溃不可多服，多则骨软。若要长肉，前末二两，自然铜醋煅十次为末，凡末一两　加麝香一钱，每服四钱，童便老酒各半调服。

接骨散： 自然铜　古铜钱（醋煅）各五钱　大半夏（焙）五钱　土鳖（焙）五钱　乳香　没药（去油）各五钱　血竭三钱　无名异（煨）　当归各五钱　生附子六钱　骨碎补（炒去毛）七钱，为末，每服八分。凡治损伤，用导滞散三钱，老酒调服，服后药到痛止，次日再进接骨散五分、导滞散一钱。重者下三服，若腹内有瘀作痛及青肿无血者，用化瘀散同接骨散八分、导滞散五钱服之，一次血自便出矣。

如圣散： 治金疮出血不止、牙关紧闭。掺在伤处四边围转，其血自止。破伤风，酒调热服一钱。凡风牙、虫牙疼痛，掺痛处诞沫出愈。犬咬伤，盐水洗，干掺，酒服一钱，重者服二三次。凡恶疮，煎葱盐汤洗净，敷之自愈。苍术　川乌　川芎　白芷各一两二钱半　草乌细辛各七钱五分　防风　全蝎　天麻各三钱，为末，每服一钱，酒下。

熟黏皮散： 治金疮出血不止。龙骨三钱　五倍子（半生半枯）一两　白矾（半生半熟）一两　乳香　没药各二钱　无名异（煅）三钱，为末敷。

导血散： 治瘀停积，胸腹作痛。胆矾三钱　茶子一两，为末，每服二钱，酒下，血从口中吐出。

一斗麦散： 治跌伤骨断，用药一厘，老酒热服。如重，车行十里许，其骨接之有声，将骨整理如旧扎定，绵衣盖好，忌风寒。土鳖虫（瓦焙）一个　巴豆（去壳）一

粒　自然铜（煅）少许　生半夏一个　乳香　没药各一厘。端午日制合，忌妇人。每服一厘，好酒下，不可服多。

麻药方：川木鳖（去毛）三钱　川乌　草乌　牙皂　乌药　半夏　紫荆皮　小茴香各二钱　木香五分，为末，每服一钱，酒下，盐水可解。

九炼丹：治跌打损伤重者。人中白（醋炙九次）二两　鳖儿虫（焙、去足）五钱　乳香　没药各五钱　血竭一钱　辰砂一两，为末，每服一钱，用当归、红花、苏木、乌药、枳壳，酒煎调服。

一夜愈神丹：治杖治。轻粉三钱　冰片五分　水银五分　血竭二钱　儿茶一钱　龙骨（煅）三钱　黄占一两　白占一两五钱　鸡子油三两　油发灰一两，为末，用鸡子油、黄白占化开，候冷，入前末搅匀，水浸一昼夜取贴。若要收功，加鳖虫二钱、乳香、没药各一钱五分、海螵蛸五分、麝香一分、赤石脂（炙）五分、自然铜（煅）三钱；收口加龙骨。

外敷麻药方：川乌　草乌　川椒　细辛　南星　半夏　蟾酥各等分，火酒熬热，调涂五六次，必麻木不痛。

生肌肉方：（即后生肌散）石膏（焙）三两　黄丹（水飞、炒）一两四钱　乳香　没药（俱去油）各一钱，为末，刀斧砍伤掺之即愈。如跌打者，加冰片三分。

一黑散：治刀杖伤痛不止者。苎根　降香　老松皮（烧灰）　百草霜，为末敷。

收口方：麝香壳一个　大蜘蛛一个　铁锈七钱　月

石一钱　龙骨五分　儿茶五分　轻粉一钱，将蜘蛛、龙骨入麝香壳内，泥涂裹糠火炙，待冷，同前药研细，瓷器收贮听用。

溃脓散：治伤后有脓水者。老松香　川大黄等分，为末，干掺，外用膏贴。

护心散：乳香五钱　绿豆粉一两五钱　雄黄　辰砂各五分　甘草节五钱，为末，灯心汤下。

生肌长肉散：白占五钱　轻粉一钱五分　血竭一钱五分　龙骨（炙）一钱　儿茶一钱，为末，填平疮口内，膏药贴之。待肉长平，用收口药。

刀伤敷药：龙骨　血竭　乳香　没药　赤石脂　海螵蛸各等分，为末敷。

出箭方：花蕊石（煅），为末，围转敷，自出。

止痛生肌散：治刀伤血出不止。乳香　没药　象皮（炒）龙骨（煅）　石膏（炙）　黄丹（炒）　三七　儿茶等分，为末。

一捻金：千年石灰同韭根捣饼阴干，为末掺，止血生肉最好。

接骨膏：当归七钱五分　川芎五钱　乳香　没药各五钱　木香一钱　川乌四钱　骨碎补五钱　古铜钱三钱　黄香六两　香油一斤半，为末，和油成膏，油纸摊贴。

接骨止痛方：凡伤筋断骨，此药止痛活血。月石二钱五分　官粉　当归　自然铜各二钱。法制为末，酒和丸。酒煎当归、红花、川芎、白芍、枳壳、乌药送下。如有损伤，急切无药，用童便或小便与老酒兑冲，热服四五次好。

坠马落地折伤筋骨方：玄胡索焙燥为末，酒服。或黑豆为末，酒服亦好。

接骨止痛方：绿豆粉以新铫内慢炒紫色，新汲水调，厚敷，外用白纸杉木扎定。

补骨续筋膏：专治筋骨损伤。当归二两　川乌　草乌　红花　官桂　白芷　赤芍　桃仁　防风　甲片　补骨脂　羌活各一两　麻油二斤。入前药微火煎枯，绢滤清；复入勺内，下松香一斤溶化，将葱汁一盏、烧酒一斤，入松香内和匀略煎，方入前油慢火熬成膏；住火下乳香、没药、麝香、阿魏二钱，不住搅匀，摊贴，贴用姜擦。

跌打损伤散：乳香一分　倍子一分　狗骨一分　锅煤五分　灰面五分，为末，好酒调服。糊敷痛处，不可敷伤处。

乌龙接骨丹：蟅虫四十九个　土狗四十九个　苏木七钱　乳香　没药各六钱　麝香三分　自然铜五钱　朱砂三钱，为末，砂糖拌酒下，每服三分七厘。

接骨散：自然铜　无名异　麝香　紫木香皮　肉桂　丁香　猴姜（忌铁），为末。大人服五分，小儿服三分，砂糖下。

刀伤药：乳香　没药　赤石脂　海螵蛸　东丹　冰片，为末敷。

六厘散：金毛　仙毛　乳香　没药　降香　苏木等分，为末，空心酒下。

朱砂指甲散：治破伤风，手足战掉。指甲（炙）六

钱　朱砂　南星　独活各二钱，为末，热酒服四钱。

七厘丸：治打伤。乳香（去油）　没药（去油）龙骨（火煅）　血竭　儿茶　红花　朱砂各二钱　土鳖（酒醉死、火焙干、研末）五十个　巴豆（去油尽方用）五十粒　桃仁（去皮、尖，研）廿粒　生半夏一钱　苏木三钱　当归（焙）五钱，共为末，黄米饭捣成丸，酒服。

七厘散：治跌打。乳香（去油）　没药（去油）各三钱　血竭　归尾各五钱　硼砂一钱　巴豆霜（去油）二钱　半夏一钱五分　土鳖不拘多少，共为末，好酒送下七厘，以汗为度。

八厘散：治同七厘散。骨碎补（去毛）　金毛狗脊（去毛）杜仲（炒、去丝）　川断各五钱　乳香　没药（俱去油）各三钱　大黄　血竭　自然铜（醋煅七次）红花各三钱　土鳖（酒醉死、火焙）一两，共为末，好酒送下八厘。若小儿只用三厘。一方：加归尾一钱　硼砂一钱。

上骱方：治骨脱节不能合。丝毛雄鸡一只，捣碎成酢，以糯米饭糊掩患处，外以布包；尽量饮醉，睡至半夜，鼻闻鸡香透出，患处内作响声，其骨自止。

面伤青肿方：茄子种（通黄及大者）切作如指厚片，新瓦上焙干，为末，临卧时用酒调服二钱，一夜消尽无痕。

伤齿方：治牙落有血丝未断，掺牙根间亦可复牢。点椒五钱　天灵盖　红内消　白芷各三钱，为末，掺动处即安。

理伤膏：治刀斧伤。黄占　猪油　乳香　没药各一两　密陀僧五钱　黄丹五两　松节麻油各一斤。先将松节入油内煎数沸，沥去渣，入密陀僧、黄丹，慢火煎成膏，次入黄占、猪油溶化，再煎至滴水成珠，入乳没摊贴。

止血方：毡帽（要油腻头垢，如蜡痢头者更佳，火上烧过为末）一个　烟（炒黑）四两，共为末敷之。又方：文蛤（炒黑）一两　降香（炒黑）一两，共为细末，掺上即止。

生肌散：即前生肌肉方。石膏（火煅）三两　东丹（水飞、炒）一两五钱　乳香　没药（俱去油）各二钱，共为末敷之。

鬼代丸：治官刑夹打，预服不痛。乳香　没药（各去油）无名异　窖砖（醋煅）　土鳖　自然铜（煅）红花　胆矾　赤芍各一两　古钱（醋煅）　地龙（去土焙）三钱　胎骨五钱。用蜜丸似弹子大，每服一丸，临刑细嚼，酒送下。

夺命灵丹：治被重伤或受极刑，有起死回生之妙。归尾　桃仁各一钱　黄麻根（烧灰）三钱　土鳖（去头足焙）五钱　大黄（酒蒸）一钱　自然铜（煅）一钱　乳香　没药（各去油）各二钱　儿茶二钱　五铢钱（煅）二钱　骨碎补　血竭　辰砂　透明雄黄　川断各二钱　麝香四分　苏木一钱　骨灰二钱，共为末，入瓷瓶内封好。如人虽死而心尚温者，轻轻扶起，照从高坠下之法，用好酒送下一分二厘。若能入咽，即可不死，连进数服自愈。

清脓散：治有脓。老松香（炼过）一两　川大黄二两，共为末，干掺，外用膏药盖贴之。

薰洗方：治打伤后遍身脓臭。麻黄　荆芥　白芷　桑皮　赤芍　藿香各二两　橘叶　紫苏　老姜各三两　葱五两；如臭烂，加乌柏树根三两、土乌药二两；骨肿痛，加枳壳二两；共为末，煎汤趁热薰洗，切忌见风。

鹿灰散：治竹木入肉。鹿角一只烧灰研末，水调，敷上立出，久者一夕出。

跌打煎方：归尾　五加皮　刘寄奴　乌药　红花　丹参　泽兰　白芷　川断　肉桂　苏木　紫木香　猴姜。上部：羌活　川芎；中部：柴胡　青皮；下部：牛膝　木瓜　防己；手臂：桂枝　灵仙；破伤风：南星　羌活　防风　荆芥；蓄血：大黄　桃仁；胸满：枳壳；小水不利：车前　木通。

归芍汤：治跌失气血凝结，归尾　赤芍　乌药　香附　苏木　红花　桃仁　官桂　甘草；腰痛，加青皮、木香；胁痛，加柴胡、川断。水酒各半煎服。

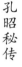

四、黄氏青囊全集秘旨

光绪丙戌刻于白下

自 序

窃稽医之为道，奥妙无穷，一十三科皆由内出，其中神化精微，非片言可明其旨者。若夫扑跌金枪、取割铅码，世之传其方术者实不乏人，要知指明穴络、按定方位者殊落落也。多见庸流术士，诡诈欺心，假渔利而实无能，视生命而同草芥。抑或偏见偶存、怀怨仇而不肯就视，需索稍拂，乃袖手以旁观，此皆失夫古圣之良，非仁人之用心济世者也。余家藏秘传青囊集一部，内载针刀灸法之方，寒热虚实之详，罔不层次，井井爽若列眉。惟凭诀穴以定吉凶，按穴络而分部位，依法施治，又何必取灵验于他方哉。愚简练揣摩，非敢肱经三折运用之妙，亦惟期在于一心。投军以来，施治不一，所经针砭，应手生春。

光绪丙戌仲冬，昭潭松柏林，虎臣氏黄延爵序。

凡　例

是书所录生平经验良方，拣选精要所用者，独存一览，无馀他求矣。

一、药性只一二句，多则三四句，用者必详。

一、接骨难道说（古称挪接），定要分清断处前后高低，总要崩低处套正，方可挪捻，腕节皆同，响声不住，方可接上，形复如初。观察左右，一样平正，方可罨药，用毒油膏敷上，皮纸包缠，再加杉木皮，去粗宜软，布帛条捆夹绑上，或竹片亦可。如不平正，皮纸摺贴，外用绵带加捆，过七日开看，接骨如初，方可松夹。尚有响声、不平、照前罨药，再夹数日。如腕节挪套，只可以布帛包缠，不要上夹，细心照法，视若权衡。

一、取铅码、枪子、剖毒，总之刀针砭刺，定要分清穴络经路。针刀不宜横刺，查明逐日、人神、血忌，若不查明，恐伤血络，徒劳而无功也。若铅码抢子，随伤随取无忌。

一、扑跌之人，不可专攻瘀血。总求其源，固其本，用四物加苏木粉、红花，兼调瘀血；照部位、穴路，分加引经药主之。老幼虚弱之人，用四物或独参汤或八珍加苏木、红花、可也。

一、扑伤吐血不可服参，亦不可破血。宜犀角地黄汤入归尾、甘橘、红花、陈皮，童便下，或凉血地黄汤二三剂后，连服十三太保夺命丹，数剂而愈。

一、扑跌时不省人事，何其绝速？曰：血闭也。如心头尚有热气，脚大拇指后冲阳、太冲、太溪三脉有动，速将伤人踞地盘坐，将辫捻提，将伤人大便抵紧为要。速取半夏、南星末吹入鼻中，或二乌散急救之，或将稻草一二把烧，至避风静室去灰，倾尿一桶，上设席一床，以伤人面扑向地，扶好被盖，将粪门抵紧，旁人不得高声，恐魄散难救，使热气冲开毛窍，气行血活。如牙关紧闭，打去一齿，抖蜜葱汁擦入两腮牙根处，取闹杨花吹入喉内。活后，用甘草汁和姜汁并灌解之；或用半夏、南星末，男左女右，填塞鼻门，随服白马尿一二匙，和白糖更妙，或童便、大人溺，宜多服，以免污血攻心。虚老人四物煎汁鼻下薰之，服加苏木、红花，鼻吹七厘夺命丹，兼可服也。如皮伤肉破，玉真散调涂。凡新损陈伤，传经之后为呕吐，难医。药虽无假，亦难起死回生也。

一、金枪之伤，恐血出多，四物加味，或八珍兼理，不可破气血为要。如外感风寒，九味羌活冲和汤，分引经药主之。倘出血不止，急选卷后止血方，按四季金枪神药治之，万无一失。

药性赋

药有五味，性有温凉，方知加减，变化多端。题纲总领，熟读宜参。通经活血、刘寄奴草；行血定痛、王不留行；法炼广生、花雨石，不可多服；恶血攻心，得马溺真似活神；半夏止血、能走能散；土鳖活血、通络通经；骨碎补主血气、断筋折骨皆有效；川续断理筋骨，补肝益肾用之灵；泽兰行损伤之血，紫草通九窍之关；桑寄疗瘀、舒筋活血有灵，白及理败死肌并涂火伤；然铜火煅醋炙，挪接医骨有效；海马足膝骨痛、舒筋骨断有灵；威灵仙医折伤颇效，山甲珠达病所称奇；乳香定诸经之痛，已溃忌服；没药医疮腐之脓，血虚忌之；石菖蒲利窍除肿，远志肉上达于心；麒麟竭和血污之上剂，真同仙授；五灵脂理气血之刺痛，如用手拈；红花破血，多服不止而毙；田七散血，重用化血而亡；三棱破一切血凝气滞而有据；莪术破一切癥疹达窍而有凭；当归拈痛，头能止血、尾梢破血、全用安营；苏木医新旧之恶血，能升能降；沉香除心腹之气逆，降亦能升；桃仁缓肝气而生新血；生地凉血脉并定痛宁；茜根有名血见愁，蚤休、七叶草、河车；金银花消热毒，故无禁忌；白芷梢排疮脓，妙且生肌；天南星、生半夏、童便调服可活塞鼻门，神效方奇；生川乌和草乌并星半，研兑合敷尤良：川杜仲除腰膝骨冷；破骨纸补骨有灵；五加皮腰膝骨痛之用；海桐皮逐风湿宜求；槐实、槐花而凉血；辛夷木笔窍能通；黄柏消瘀热之上剂；黄芩活血而治乳痈；知母能除热便，贝母润肺消痰；麦冬调中定魄，天冬益气养肌；生黄芪排脓托里，西党参补气培中；白术能治头眩、益津、补土；藁木可通头顶而至会阴；桂枝通节而止汗，厚朴益气而宽肠；荆芥血晕治头痛、炒黑止血：薄荷破血而通关、亦搜肝风；羌活除百节之骨痛，防风搜肝肺之邪风；桔根消瘀疗胁疾，苍术除湿解郁灵；木通利窍施用，通草除闭难行；元参除无根浮游火毒，前胡疗乳膈肺热极灵；防己开窍疗湿热，秦艽风湿遍宜求；生栀子凉心肾、鼻衄可服，炒黑亦理三焦；红柴胡退诸热，少阳要领酒炒，活血平肝；枳壳破至高之气，有传道之官；枳实破积风之势，有倒劈之威；人参补元气，吐血禁用；丹参破宿血，腹痛有灵；首乌宽筋治损，茯苓利水窜心；赤芍除红退肿，白芍和中敛阴；香附血中气药，藿香快气和中；川芎祛风医头痛，明麻通血定诸风；沙参退皮间邪热，补阴而治阳；苦参攻金枪有功，非大热敢投；消瘀恶血，须用羚羊角；治腰膝冷，快觅真鹿茸；丹皮排脓破血，连召清热诸经；板蓝、射干喉红咽肿；豆根、牛子消毒利疼；明雄化血成水，赤豆散毒如神；木瓜止呕医脚气，泽泻治乳而生阴；地榆止金枪之血热，汁涂火疮极妙；麻油调诸药，解燥、杀虫、除毒尤良；白蜡生肌而润燥，黄蜡定痛宜合膏；花粉、黄柏生津降火；芙蓉、茶花兼调火疮；牡蛎涩肠医腹胁，茱苓解毒利便难；车前利便而明目，苡米益气而舒筋；瓜蒌退热圣药，虫蜕乳痛肠鸣；胡麻疗风生肌长肉，僵虫搜风行走如云；甘松、山奈心腹痛、理气醒脾颇效；大茴小茴治阴疝、能暖丹田；郁金、姜黄祛风，而破血速降；沉檀行瘀，可敛金疮；青皮兼能发汗、性颇猛锐；陈皮觉无峻烈颇得中和；阿魏极臭而止臭，藤黄消瘀而退疼；梅片能走而能散，神丹能降亦能升；熊胆凉血喉眼宝，珍珠败肌可转鲜；虎骨驱风而壮骨，犀角定狂而疗风；协和诸药，甘草无二；发邪避恶，朱砂无双；海螵蛸燥脓收水，双螵蛸益精何忧；箭头入肉，医附骨并是推车；客恶毒医疮，敷跌损本草即蟾酥；白蜜和药而解毒，黄丹治痛炒黑传；密陀僧镇心，合膏主灭瘢痕；橄榄骨磨涂面伤，无迹无踪；秦王试剑一名鹿蹄草，紫贝龙牙又名蛇含落得打，即名碎碎粉，实名长生草；血三七又名金不换，即是草河车；象皮合金枪之要领，龙骨长肌肉之仙丹。此其大略而言，以便学者熟记。

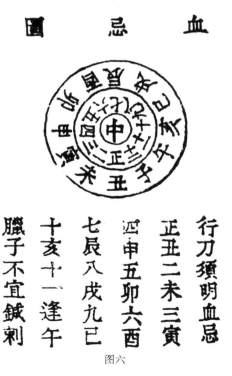

血忌图

行刀须明血忌
正丑二未三寅
辿申五卯六酉
七辰八戌九巳
十亥十一逢午
腊子不宜铖刺

图六

行刀须明血忌，正丑二未三寅，四申五卯六酉，七辰八戌九巳，十亥十一逢午，腊子不宜针刺。

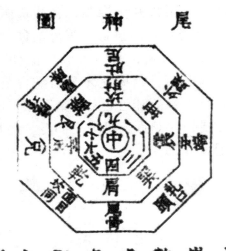

尾神图一歲起坤二
歲到震十歲至中宫
歡順情愿十幾歲到
處不犯則吉行刀鍼
灸均不可犯部位
聖人所起合看逐日
人神血忌查圓天干
都合之吉則吉

图七

肚足	胁膝	腰项	兑	坎同面目	尾骨	头乳口	牙端	外踝
坎肘	离	艮	手肘	乾	肩	巽	震	坤
九	八	七	六	五　中	四	三	二	一

尾神图，一岁起坤，二岁到震，十岁至中宫，数顺情几十几岁，到处不犯则吉。行刀针灸，均不可犯部位。圣人所起合，看逐日、人神、血忌，查阅天干部，合之吉则吉。

尾神图论（行年至此，不犯则吉）

尾神所载有根由，坤内外踝圣人游。震宫牙端分明记，巽位还居乳口头。中宫肩骨连尾骨，面目还从乾上留。手肘兑宫难砭灸，艮宫腰项体也须。离宫膝胁针刀免，坎肘还连肚足求。

天干论

甲不治头乙耳喉，丙肩丁背与心求。戊己脾腹庚腰肺，辛膝壬当肾胫收。癸日不宜治手足，十干不犯则无忧。

人神地支论

子踝丑腰寅在目，卯面辰头巳手属，午胸未腹申在心，酉背戌头亥股录。

逐日论

初一十一二十一，大拗鼻头手小指。初二十二二十二，外踝发际外踝位。初三十三二十三，股内牙齿足股肝。初四十四二十四，腰间胃腕阳明手。初五十五二十五，口舌遍身阳明足。初六十六二十六，手掌胸前又在肠。初七十七二十七，内踝气冲并在膝。初八十八二十八，十腕殷内并阴属。初九十九二十九，在尾在足膝胫后。初十二十三十日，腰间内踝足觉觅。太古相传真莫犯，世间不犯皆为吉。

大赦图论

子午皇恩大赦图，丑未双雁入青云，寅申登甲秩马上，巳亥弓弦半折明，辰戌带枷出入狱，卯酉麻绳自缚身。

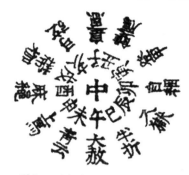

皇恩大赦圖

其法年上起月月上

起日如正月建寅寅

上起日一日一位數

順行遇吉則吉亦可

以迴避出外可定吉

利萬無一失

图八

皇恩	弓弦	带枷	麻绳	上马	青云	大赦	半折	入狱	自捆	登甲	双鹰
子	亥	戌	酉	申	未	午	巳	辰	卯	寅	丑
						中					

其法：年上起月，月上起日。如正月建寅，寅上起日，一日一位数顺行，遇吉则吉，亦可以回避出外，可

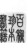

定吉利，万无一失。

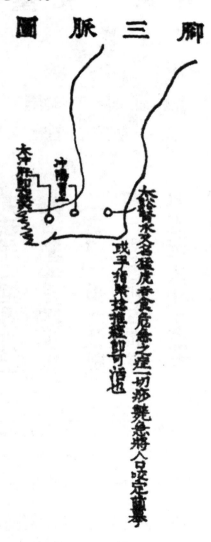

图九

太溪肾水又名猛虎吞食，危急之症、一切痧毙，急将人口咬定齿，摹或手指紧捻推经，即可活也。

冲阳脉，脚背上五寸，骨间动上，去骨三寸。属土，盖土者万物之母，故脉不衰，胃气犹在，病虽危，犹可生也。

太冲脉，足大拇指后二寸。东方木，生物之始，不宜衰则生，生之机尚有望也（女人专以此脉为主）。

太溪脉，肾在足内踝骨跗后，孤骨陷中动。盖水者天一之元，不宜衰，尤未绝，即危尚可活也。

接骨药法：治一切取割铅码枪子、硫黄硝毒、火疮肉烂、挪接痛甚等症，神验神效。

异人傅授毒油神膏：除红退肿，止痛妙极。凡治一切金枪损破、杀虫止臭、退红除肿，屡验如神。此膏头部禁用，入口伤人，慎之慎之。

香油一斤　藤黄二两，熬枯去渣，入白蜡二两。亦有加紫草、苏木、生地、红花、川柏、归尾，接骨至妙。凉血生肌入四六、甘石、龙骨粉、象皮、云连、川柏、白芷。拔毒生肌入甘石、红粉。涂火疮入轻粉、梅片。

圣灵接骨丹：一取老伤铅码，先敷此药，半日去药行刀；挪接，敷过半日再挪接，接后用毒油膏加味敷。

生半夏八钱　生南星五钱　生川草乌三钱　白细辛二钱　胡椒二钱　蟾酥一钱，酒化。

二乌散：不省人事吹鼻，服九分酒兑接骨；服接后，用甘草汁、姜汁和服，急灌解，不可乱用。接骨先敷半日，去之后挪接，照圣灵丹法。

81

闹杨花五分　胡茄子一钱　姜黄一钱　麻绒一钱　生川草乌一钱。

儒门事亲接骨方：灵脂五钱　白及一两　小茴二钱　乳没各五钱，米炒焦煮粥，香油合调。

夜合木接骨方：合木皮一两　归尾一两　然铜五钱（醋炙火煅）　乳香五钱　川芎三钱　赤芍八钱　白芥（炒黑）五钱　黄蜡酒化，汁服渣敷。

续断丹散：续断五钱　骨碎五钱　甜瓜子五钱　红花二钱五分　然铜三钱　田三七（研）一钱　八棱麻五钱　角弓膏三钱　白蜡酒化，汁服渣敷。

四生散：生川草乌各二钱　竹子青五钱　防风三钱　红花二钱　续断三钱　骨碎三钱　赤芍三钱　生半夏一钱五分　生南星（炒）一钱五分　红曲二钱五分　川柏三钱　生地一两　灰面（炒黑）五钱　葱汁和灰面、红曲熬汁，调服渣敷。

碎骨断筋接骨方：骨碎五钱　归尾一两　川芎三钱　乳没一两　嫩松香五钱　广木香一钱五分　白蜡一两　古钱（火煅醋炙）三文，香油熬，化蜡调敷。

无名异散：无名子八钱　甜瓜子五钱　乳没各六钱　牡蛎粉五钱，黄米炒黑熬膏，和药贴之，包捆。又方：螃蟹，抖溶汁服渣敷。又方：海桐皮（鲜用）二两，抖汁服渣敷。又方：檬栊树根皮一两　水桐树根皮一两　苎根诸一两　榆树皮八钱　桐子树根皮五钱　杨柳叶（或红根）六钱　皋弓（取面皮）一两　或鱼漂煮汁，捣溶入灰面（炒黑）一两　乔麦粉（炒黑）一两，熬膏合抖敷捆。

接骨服药方

千金秘诀异人传海上方：烧黄麻五钱　烧散发五钱　乳没各三钱，研酒兑服。

朱砂散：真豆砂一钱　皂弓角（烧）二钱，研酒兑服。

赵真人方：（刀伤火疮，香油调敷）：白及一两　然铜（醋炙火煅）二钱　石膏（醋炙火煅）一钱五分，研酒兑服。

接骨断筋报捷方：（无力可不服）：真龙骨（煅）四钱　象皮（炒）二钱五分　虎骨（煅）六钱　猴骨（煅）三钱　然铜（火煅醋炙）一钱　骨碎五钱　活土鳖（抖）七只，研，加参，蒸水酒兑。

附方：鹗骨（或鹰骨醋炙）三钱　古钱（醋炙碎、火煅）十枚　红花一钱五分　甜瓜子二钱　乳香二钱，共研酒兑。

—嫩松树根半斤，熬汁酒兑。—粪砖醋炙便屑，老古钱醋炙，研酒下三分。—赤屑铜醋炙碎如粉，丝头子烧灰，研酒兑五分。—破损内有碎骨难出，披针刺开钳取，如难尽出，口小用七贤丹化腐拔提膏盖，或用田螺抖溶酒糟敷，中留一孔，吕祖传贴，其骨自出。

吹药法方

通关散：不省人事。白细辛一钱　牙皂一钱　石菖一钱五分　生半夏三钱　生南星（炒研）一钱五分　蟾酥一钱五分　元寸八分，合乳收听用。

七厘散：吹服，每七厘，亦可搽涂。田三七一钱豆砂五分　梅片五分　乳没一钱　儿茶一钱　红花一钱五分　猴结一钱五分，研末。

八厘散：巴豆霜一钱　乳没一钱五分　生半夏三钱西砂头一钱五分　归尾五钱　正明雄一钱五分　土鳖九只　香瓜子二钱　血竭一钱五分，无真山羊血或田七亦可，研酒兑八分。

九分散：制马钱子（去毛）三钱　麻黄（去节）二钱　乳没各五钱，合研童便下九分。

闹杨花散：不省人事，遍身如冰，将药吹人鼻内；牙关紧闭，打去一齿吹入喉内三分，急活。用甘草、水、姜汁解醒。闹杨花俗名老虫花。

杨花三钱　生半夏二钱　生川草乌各三钱　桃枝（切碎）四钱　马钱子（去毛、制）二钱　生南星一钱五分，合研极细，晒干再乳，任用。

玉真人散：如破伤风酒调涂，每服三钱，酒兑，头面最宜。

白附子五钱　生南星三钱　防风五钱　明麻五钱羌活五钱　白芷一两，研细。附方：遍体可用。白木耳

（焙）一两　苎麻（烧研）五钱　苏木一两，煎水服，或韭汁童便兑。又方：手足处最妙。松根节一斤切片，炒至烟尽。嫩松根亦可，酒煮汁服。又方：仙桃草。此草出广西阳朔一带，八九月内采之，阴干为末，酒下一两。

四物汤：遍身痛，血虚之人可也。秦尾尖三钱　川芎一钱五分　赤芍一钱五分　生地三钱，加苏木、红花各一钱。气虚之人或入西洋参五钱可也。

八珍汤：遍身伤，老人气弱、气虚之人可用。西洋参一钱五分（腹痛用丹参）漂苍术一钱五分　茯苓二钱　甘草八分　归尾三钱　川芎一钱五分　赤芍一钱五分　生地三钱，入苏木一钱、红花一钱。

犀角地黄汤：吐血下血，或狂大热，不宜破气之用。

明犀牛角二钱　生地三钱　丹皮一钱五分　黄芩一钱五分　红胡一钱　生栀子（抖）一钱　或加归尾三钱　甘草八分　桔梗一钱五分　红花一钱　陈皮一钱，童便一杯兑服。

凉血地黄汤：血分有热，及鼻血不止，吐血下血，腹痛可用。

小生地　黄五钱　牡丹一钱五分　生栀子一钱五分　黄芩一钱　归尾一钱五分　丹参二钱　槐花三钱　生地榆一钱　辛夷一钱，童便兑服，或白马尿极妙。

十三太保丸：遍用酒兑。

羌活一钱五分　杜仲三钱　桔梗一钱五分　续断三

钱　防风三钱　官桂一钱　台乌一钱　灵仙二钱五分
升麻一钱　骨碎三钱　乳香二钱五分　破故纸一钱五分
川牛膝二钱。

追魂复还夺命丹：遍用，腹痛欲死，用此神效。

山羊血三钱　丹参三钱　红花一钱五分　生地三钱
三棱一钱五分　田三七一钱　莪术一钱五分　丹皮一钱
五分　桃仁（去皮尖）七粒　归尖五钱　茜根一钱　乌
药一钱，瘀血凝滞在腹作痛，酒兑童便下，马溺和白粮
兑服尤妙。

固真汤：刘寄奴三钱　王不留一钱五分　羌活一钱
五分　防风一钱五分　建菖一钱五分　白芷一钱五分
生地三钱　当归五钱　广皮一钱五分　独活一钱　秦艽
三钱　土鳖七只　续断三钱　苏节为引，酒兑。老损加
甲珠，手足加桂枝。

起死回生丹：土鳖十一只　乳香二钱　豆砂一钱
元寸二分　巴霜三分　山羊血一两　真血竭五钱，合研
童便下每一钱五分，小儿老弱人每五分。

救命夺魂丹：归尾一两五钱　红花三钱　土鳖十一
只　儿茶三钱　血竭五钱　赤芍八钱　青皮二钱　粉草
一钱五分　元寸三厘　陈尿桶底下人中白一两，合研，
马溺调拌，阴干数次，童便下每一两。

夺命丹：陈粪砖（煅醋炙碎）一两五钱　屑精人中
白五钱　生半夏二钱　细辛二分　金箔（火煅醋炙）五
分　豆砂一钱五分　红地龙（小灯芯，大黄土内取之，
红色一寸长）三十六条　辰砂一钱　山羊血一两五钱

粉草一钱五分　骨碎五钱　上元寸五厘，共研制，童便下，马溺拌阴干，再研数次更好，每两酒下。

救命回生丹： 田三七三钱　母丁一粒　四生草一两　官桂一钱　血竭五钱　上元寸三厘　广香一钱　仙桃草二两五钱，马溺拌数次，阴干再研，酒、童便下三钱。

三黄宝蜡丸、黎洞丸二方： 治扑跌金枪，其妙无穷，但药味难以精治，故未录方。

加味四物汤： 香附一钱五分　乌药一钱　楂炭一钱　条芩一钱　砂仁八分　白术一钱　川芎一钱　当归五钱　酒芍一钱　生地三钱　粉草八分。头部：面破生半夏研水涂，广羊皮金剪贴，橄榄核磨涂，乌金纸贴，听自落。头面诸伤破损出血，急嚼生姜敷止，然后罨药，以免伤口受风，良方。

眼药附： 生白矾一分　真明雄一钱　小云连一钱　大梅片一钱五分　雄胆一钱　上元寸二分五厘　飞甘石二钱。

荆防白菊散： 散肿除痛服。荆芥一钱五分　防风一钱五分　白菊三钱　西羌一钱五分　僵虫（炒）一钱五分　归尾三钱　赤芍一钱五分　谷精一钱五分　粉草五分　蛇退（焙枯研）一条。起翳加青相、木贼，蒙加门花；伤痛加日月砂；肿痛加苦参；热甚亦可加元参、连翘、艾叶。

敷药法： 口嚼敷尤妙，看伤之大小酌量；亦可入白芷，去银花。

归尾一两五钱　生地一两五钱　红花三钱　川柏五

钱 银花一钱。拔瘀血，取牛口诞调半夏末涂，神效。南瓜瓢子青绢包揉，若误割喉舌半断，并用前五味，口嚼敷之神效。舌断熬膏嚼之，或好人口嚼溶，送入病人口内自嚼更妙。

又再附药味：割颈，嚼敷牙端根齿可。归尾一两五钱 生地一两五钱 白芷一两 红花三钱 川柏五钱。

牙端部

六味汤：青皮一钱 生地三钱 升麻一钱 荆芥一钱 粉草五分 石膏一钱五分。上正中加连麦；下正中加知柏；上左加枳壳、大黄；下左加红胡；上右加羌活、龙胆；下右加更芩；上左右加川芎、白芷；下左右加白芍、茯苓。青竹叶熬汁，入白盐、姜汁，再熬成膏，涂搽。

玉带仙膏：龙骨二两 宫粉一两 月石五钱 梅片五钱 元寸五分 黄蜡四两，提净开水化溶，切勿入火。将药味研细，入蜡和匀，竹片开入纸上。如凝，开水薰气使软，再括纸上均匀，剪贴收用，不可泄气。卧时椒衣水漱口，将条贴之。次早取看，毒重者黑，轻者黄。如伤口贴水薰透软，不可见火。一切齿痛拔毒神方。

喉部：误割方附眼部

加减消风败毒散：荆芥一钱 桔梗二钱五分 前胡

一钱五分　薄荷一钱　生地二钱　防风一钱五分　甘草七分　羌活一钱五分　归尾二钱五分　红花一钱　赤芍一钱五分　酒芩一钱。排脓加生芪、白芷，口干加花粉，热甚加元参，肿红加青鱼胆，即清凉散是也。

手部：肩臂肘痛

桑枝秦艽汤：鲜桑枝尖每岁一寸　秦艽三钱　明麻一钱五分　广皮一钱　当归三钱　川芎一钱　羌活节三节　小桂枝二钱　桔梗二钱　甘草一钱　皂刺二钱。

灵仙枫藤汤：痛肿。灵仙五钱　枫藤三钱　桂枝一钱五分　石菖七分　升麻八分　细辛二分　桔梗一钱五分　羌活一钱五分　防风一钱五分　槟榔一钱　全皮一钱　草节八分　乳没各一钱　赤芍一钱五分　生地二钱。老损加甲珠一钱五分；肘加酒芩一钱、北召、白芷、归尖、内消红；骨损加海马（炙研）一条、然铜（醋炙火煅）一钱、骨碎三钱。

卫生济世汤：班肩损骨。刘寄奴二钱　乳没各一钱　羌活一钱五分　当归三钱　骨碎二钱　红胡一钱　山甲珠一钱五分　白芷一钱五分　玉丰二钱　桂枝一钱五分　皂刺一钱五分　草节一钱，酒煎，入元寸乳细，兑服。

两　胁　部

疏肝散：此散治左胁痛。红胡一钱五分　赤芍一钱

五分　陈皮一钱　川芎一钱　香附三钱　枳壳一钱　粉草八分。

推气散：此散医右胁。片子姜五钱　郁金一钱　枳壳八分　桔梗一钱　桂心一钱　粉草八分　广皮八分。

柴胡片姜散：两胁坚硬兼腹痛瘀凝。归尖二钱五分　赤芍一钱五分　红胡一钱　片姜三钱　桃仁十一粒　红花一钱　花粉一钱五分　三棱一钱　甲珠一钱五分　石菖一钱。

腰部

人参顺气散：偶感风寒。西党五钱　川芎一钱　荷梗一钱五分　白术二钱　广皮一钱　枳壳一钱　台乌一钱五分　白芷一钱五分　麻绒七分　北姜一钱　甘草八分。

敷法：风寒老损。生川草乌各五钱　良盐一钱五分　胡椒一钱五分　羌活五钱　防风五钱　生姜一两　葱白一两灰面炒黑　大枫子（去壳）三钱，研醋炒，调敷。
又方：一切老损至妙神方。生川草乌各五钱　苍术五钱　西硫黄三钱　皂牙三钱　细辛一钱五分　闹杨花一钱五分，研细入元寸，等用皮纸包成条，烧燃隔蒜片炙之。
又方：手足痛湾亦效。生川草乌各三钱　姜黄一钱五分　生半夏二钱五分　五倍子一钱　内消红二钱　山奈一钱五分　良姜一钱五分灰面炒黑，姜葱抖汁，酒调合敷。

救急方：川仲三钱　破纸一钱五分　肉桂一钱五分　首乌一钱五分　续断三钱　当归五钱　川芎一钱五分　北羌二钱五分　台乌一钱五分，酒煎。

灵仙杜故汤：新损。灵仙三钱　川杜仲三钱　破纸一钱五分　骨碎三钱　台乌二钱　茴香一钱　乳没各一钱五分　然黄（火煅醋炙）一钱，酒煎。

济生枸杞苁蓉汤：老损虚弱。制大云五钱　枸杞三钱　青盐一钱五分　建菖一钱五分　防风二钱五分　川杜仲五钱　白木耳（焙研另兑）一钱五分　菟丝饼二钱　骨碎三钱　官桂一钱　台乌一钱五分　续断三钱　制首乌一钱，用酒煎。

腹　痛

乌药沉香散：瘀凝气滞。台乌一钱五分　沉香一钱　乳没各一钱　郁金一钱　苍术三钱　藿香二钱　赤苓一钱五分　伏毛一钱　官桂一钱　青皮一钱，广皮一钱　楂肉一钱五分　元胡一钱五分　草节一钱。瘀血不行加桃仁、红花、王不留，大便闭加生军，凝结成团加三棱、莪术、元寸、硝黄，小便闭加木通、车前。

逐瘀汤：酒兑。刘寄奴二钱　茜根一钱　王不留一钱五分　漆渣（可炒尽烟）八分　归尾三钱　赤芍二钱　生地三钱　桃仁七粒　红花一钱　紫草一钱　楂肉一钱五分　青皮一钱　苏木一钱五分

十香丸：气弱人忌。沉香一钱　檀香五分　母丁一粒　广香八分　乳没各一钱五分　槟榔一钱　茯苓一钱五分　枳壳一钱　台乌一钱五分　官桂八分　伏毛一钱　荷梗三钱　青皮一钱　小腹胀痛加小茴，研酒下三钱。

散瘀活血汤： 少林寺神效方。

当归三钱　泽兰一钱　桃仁七粒　红花一钱　川芎一钱　苏木一钱五分　丹皮一钱。上至头顶后加藁本，下至会阴、班顶加皂茨、甲珠、元寸，手骨痛加羌活、秦艽、桔梗，遍身筋骨加续断、桑寄生，胁加白芥，胸加枳壳，足加川膝，喉加甘橘，气加香附、台乌，心加建菖、良姜，腰加杜仲、故纸，咳逆加姜汁、苍术、朴陈，老积加三棱、莪术、甲珠聚结宜，肩背加皂茨，头加羌活，肘加桂枝，左胁加红胡，右胁加片姜。

大成汤： 便秘腹痛，随手而应。根卜一钱五分　明粉（兑）八分　生军三钱　枳壳一钱　归尖三钱　木通一钱五分　红花一钱　广皮八分　甘草七分　苏木一钱。

复元活血汤： 甲珠一钱五分　瓜蒌子二钱　红胡一钱　桃仁（去皮尖）九粒　红花一钱　生军三钱　甘草七分　全归三钱。

脚　部

海马独活汤： 大海马（炙焙研）一条　独活一钱五分　秦艽三钱　防己二钱　续断三钱　然铜（火煅醋炙）一钱　当归三钱　加皮一钱五分　苡米三钱　宣瓜一钱五分　桐皮一钱五分　川膝一钱五分　甘草八分。湿重加苍术三钱、升麻一钱，老积加甲珠一钱五分、元寸一厘，痛甚加乳、没各一钱。

当归拈痛汤：湿热、红肿、溃烂，酒兑。归尾五钱
羌活一钱五分　防风一钱五分　粉葛一钱　升麻一钱
苍术三钱　白术三钱　猪苓二钱　泽泻一钱五分　苦参
一钱　酒芩一钱　川柏一钱五分　知母一钱五分　西党
一钱五分　甘草八分。

独活寄生汤：桑寄生三钱　（难得真的，续断代之
亦可）独活一钱五分　细辛二分　杜仲三钱　川膝二钱
秦艽三钱　茯苓二钱　粉草八分　桂枝一钱五分　赤芍
一钱　生地二钱五分　防风二钱五分　当归三钱　川芎
一钱　西党五钱。亦加海马、虎骨、然铜、骨碎，骨痛
加羌活，湿加苡米、加皮，痛甚加乳没。

五积散：兼治脚气。秦艽三钱　白芷一钱　陈皮一
钱　川朴一钱五分　桔梗一钱五分　枳壳一钱　川芎一
钱　酒芍二钱五分　甘草八分　茯苓二钱　苍术三钱
法夏一钱五分　北羌一钱五分　桂枝二钱。咳加麻绒
（去净灰）；腹痛加藿香、香附、吴萸；骨节痛加羌活、
防风；寒入阴分以至骨痛，宜加附子；年久损足疾不
愈，合独活寄生汤、名交加散，神效，浸酒极妙。

下阴部

洗浸方：除红退肿，薰气后洗，煎服亦可。槟榔一
钱五分　红花一钱　赤芍一钱五分　苍术三钱　草尖一
钱五分　归尾三钱　生地三钱　银花八分。

93

泽兰猪苓散：泽兰一钱五分　猪苓一钱五分　木通一钱五分　车前一钱　法石一钱　泽泻一钱　小茴一钱　丑牛一钱　草梢一钱五分　灯芯一把　竹茹一把。

五苓散：猪苓一钱五分　官桂一钱　茯苓二钱　白术三钱　泽泻一钱。小便赤痛加车前、草尖；肾气加荔核、吴萸；丹田脐下痛加茴香，又有加故纸、胡桃；寒气加附子、川楝。

熬膏治油法：香油十斤　桃柳槐（浸二十一日，熬枯去渣）各二十一寸　入当归　木鳖　知母　细辛　白芷文合　红橘　山慈姑　续断　巴豆肉合熬，去渣枯任用。

琥珀膏：琥珀　续随子加入前油内浸，春五夏三，秋七冬十日，熬枯去渣，再熬滴水成珠。乳没　广丹炒黑。收锅，倾入水内，手扯不断，水浸任用。

止痛万应膏：生西庄二两五钱　浸油一斤，枯去渣入乳没　广丹（炒黑）各二两五钱，收锅。

去腐生肌巴豆膏：香油四斤　木鳖二十一只　巴豆（去壳）三十五粒　象皮切片　甘石（炒研）　甲珠四十九片　生枳（捣）八十粒　桃、柳、槐、桑、芙蓉枝各九寸，共熬枯去渣，加血竭　儿茶　乳没　月石各三钱，炒广丹收锅。

生肌白膏：飞甘石，猪油抖和摊贴。

活血归黄膏：当归　生地各二两　香油四两，熬枯去渣，白蜡收锅。

拔风毒黄明膏：牛皮胶醋煮　入炒广丹二钱　轻粉一钱，抖合任用。

追脓生肌白芷防风膏：前制油斤半　加白芷　防风各五两，熬时入鸡蛋一个，熟时取起，去壳同熬，枯去渣，入蛋再熬，照见人影，出蛋收锅，加白腊五两、黄蜡二两，溶化和匀收锅，用时开水薰软，贡川纸乘热用竹片括匀，俟冷剪贴，日换数次。

拔除紫血黄香膏：制松香二两，入菜油抖槌千馀下，入轻粉三钱、银朱一钱、白蜜一钱，又合抖槌，入水内浸，愈陈愈好；治一切紫血、臁疮；一张痊愈，愈后收入水内浸，再用神效。一张能医几人，不可弃之。

槌除努肉黑龙膏：大熟地　乌梅肉均烧研，入黄香膏抖合用。

生肌玉红膏：香油一斤　紫草　当归　血竭　轻粉白腊　白芷尖　红花。

异人传授毒油膏：（见前接骨部）。

红升丹：升提拔毒之祖。真豆沙五钱　正明雄五钱火硝四两　皂矾六钱　生矾　水银。

白降丹：外科化腐去瘀，除毒灵丹之祖。真豆沙二两　正明雄二两　月石五钱　火硝一两五钱　食盐一两五钱　枯矾一两五钱　生白矾一两五钱。炼丹之法，选择天月德黄道日。如红升丹，先将水银炒成砂子，入各药合研，以下见水银星为度，入阳罐内，或入上锅内，上用光亮铁盖盖之，周围用石膏或盐押紧，秤锤押住，升三炷香，久取文武火三次为度。炼后用笔蘸水涂搽扇凉，次日取看。各丹炼法均同，凡丹内有水银，眼角上下、阴处禁用。无则不忌，切记切记。

95

拔毒生肌散：四季随用，脓甚去乳没加矾。生半夏　轻粉　甘石　正雄　儿茶　川柏　梅片　元寸　乳没。

　　扫金夜光：血口生肌，秋夏季不宜。飞甘石　生半夏　真龙骨（煅）　象皮（甘石炒、切片）　梅片　猴结　元寸　白芷（猴结无真的，用珍珠代之）。

　　七贤丹：治取铅码、拔毒，并治无名肿毒，去瘀。黑砂　红粉　轻粉　正雄　硇砂（月石可代）　生明矾　真血竭（无真，用珍珠代之。）

　　八圣灵丹：金枪至宝圣丹，秋夏禁用。花雨石（炼）　龙骨　象皮　珍珠　甘石　元寸　梅片　生半夏（花雨石无真的，用真琥珀代之，冬末可用，夏季不宜。）

　　月白珍珠散：并治火疮，疮头多热，肌肉赤紫塌崩，神效。珍珠（制碎）五钱　青缸花五钱　轻粉　猪髓调抖，或板油亦可。

　　如意凉血生肌散：夏秋用。黄柏　儿茶　白芷　生矾　正雄　白及　生半夏　珍珠　元寸　四六片　小云连。

　　出血不止附方：疮口出血不止，服菜油一杯即止，或麻油亦可。蜣螂（焙研），麻油调搽亦可。

　　头上出血不止：花粉三钱　白芷三钱　姜黄一两　赤芍五钱，研水调敷颈上，或口嚼亦可。甲珠、棉花、草纸，烧灰研细。传之有名神仙止血丹，此三味也，救急。口嚼生姜敷之，俟换药，万无一失。

　　误割神方：生地　归尖　白芷　红花，口嚼溶敷。

　　吐血不止方：白茅根　荷蒂　萝卜子（炒）　草纸灰，共研，京墨水兑下。蒲黄（炒黑）　芥炭　侧柏叶龙骨（煅）生地汁，童便兑服。

腹破肠出：麻油浸手，传肠上送入腹内；用小针穿粗发或细白丝线缝腹皮，将乔麦粉（炒黑）熬人腻粉，麻油搽之；上用生肌玉红膏，盖皮纸摊贴，或白芷膏亦可。取活鸡皮贴，误割破腹妙极。

药线方：铅码伤筋，难以行刀，恐伤络见血不止，即止愈后，总之难缩伸，后患不浅，用药线插入口内一宿后，次日取去药条，方可下钳，如骨碎小并取不难。

砒粉　生矾　正雄　蟾酥　白丁香　硇砂（无真，月石、降丹代之）　轻粉　元寸，共研，酒化酥，合药成条，阴干任用，膏盖一日一夜取看，孔大方可下钳。

火疮药附：鲜地榆不拘多少，熬汁去枯渣，再熬成膏，入麻油、四六，熏洗刷涂。

月白珍珠散：（见上金疮部）

汤火伤：吴芋四两　乳没五钱　梅片一钱　柏叶汁合麻油涂。又方：白及　乳香　西庄　川柏　银花　芙蓉花共研，小麦炒黑熬汁，用白蜜、麻油合涂。又方：归尾四两，麻油浸七日，熬枯去渣，入吴萸、四六、蜂房窝（烧研灰）地龙（白沙粮化水）白蜜、白蜡入油内化，后入各药搅匀。

应急方：名清凉膏。角子灰（定水去浮灰）一碗入桐油二两五钱　或菜油、麻油亦可，竹片搅成丝如膏，鸭毛涂。

火疮服药

四顺清凉饮：口干、大小便闭、热毒攻里。羌活一钱五分　防风一钱五分　生栀子（抖）七粒　北召三钱　归尾三钱　粉草一钱　赤芍二钱　生军五钱　灯草一个。

凉膈散：口渴、胃热、唇燥、便结。荆芥二钱　薄荷一钱　生栀一钱五分　西庄五钱　粉草五分　苦竹叶三钱　元明粉（兑）一钱五分　生石膏二钱。

黄连解毒汤：火毒攻心用之。云连三钱　川柏三钱　酒芩一钱五分　生栀一钱五分。大小便闭加西庄、元明粉（兑），亦合人中黄五钱，同煎服。

内疏黄连汤：火狂、呕渴、燥极、便闭、喜冷凉水。归尾三钱　槟榔一钱五分　西庄五钱　木通三钱　赤芍二钱　生栀一钱五分　北召三钱　薄荷一钱　酒芩一钱五分　云连一钱五分　桔梗一钱　甘草八分。

消毒饮子：善却火毒。生地五钱　黄芩三钱　北召二钱五分　牛子一钱五分　红花一钱　甘草八分　赤芍二钱　木通三钱　明犀三钱　灯草大个。

初起鱼口便毒附方：用生葱抖，白蜜炒热，敷上神效方。

服仙方活命饮，或神授卫生汤，或入生军。

附：仙方活命饮：金银花三钱　防风二钱　白芷一钱五分　归尾二钱五分　陈皮一钱　甘草节一钱　贝母一钱五分　花粉二钱五分　乳没各一钱五分　甲珠一钱

五分皂茨片二钱　赤芍一钱，入酒一杯煎服。大便闭入生军。

神授卫生汤： 表里之剂，初起憎寒，壮热主之。防风一钱五分　白芷一钱　乳没各一钱　沉香粉一钱　皂茨二钱　甲珠二钱　羌活一钱　红花一钱　石决明（火煅）一钱　连翘一钱五分　银花一钱五分　花粉二钱归尾三钱　西庄黄四钱　甘草节八分，酒兑煎。

疔证总论

见治疗症贵乎早，三阴三阳更宜晓。在下宜灸上宜针，速医即愈缓难保。

诸疔五脏皆可发，有现于形，细考详部位、经络。疔症多繁，治法不一。盖疔如铁之状，其根极硬，深浅不一，大如葡萄，小如绿豆，随处可发。或食厚味，或中蛇虫之毒，疫死猪羊之害，受四时不正疫气，致生是症；此乃迅速火毒之病，有朝发夕死，亦有随发随亡；或三五一七不死，壹月两月而亡，此系脏腑之乖逆，性情之激变。初觉早治，十症十全，稍迟十全五六，失治十坏八九。初起项以上，三阳受毒，用披针刺顶疮头四五分，排断疔根，出净恶血，随用立马回疔丹，插入孔内，外敷膏盖之。如三阴受毒极，顽硬如石，推之不动亦刺之，刺之如绵不痛者逆，可无一生之理。凡针疔根者，先出紫黑血，再挑至鲜血为度。用拔疔散插入孔内，用膏盖之四五时，药干无水不痛，再挑此疔，根未断也。药入水流为要，三四日疮头干燥，换琥珀膏贴之，托出疗根。九一丹撒之，黄连膏抹之。疗症怕软不怕硬，刺之如铁者顺，如绵者逆。

一忌服温补之剂。一忌房劳，遗损毒气，以至攻心。一忌椒、酒、鱼虾、鸡、海味、鹅肉、猪首、辛辣、生冷、气怒、诸香、经妇、孝服、犬疫等犯之，多生反复，慎之。一敷药忌寒凉之药，逼毒攻里也。一黑膏药不宜太早，将溃可贴，以避风寒，喂脓长肉可也。一初起，黄连不可早服，恐引毒归心。一初起有表里，神授卫生主之。一初起不潮不渴，仙方活命主之。一初起发汗，五味化疗饮酒煎，被盖汗之。一诸疗生各处，按部位、经络、形色亦有缓急；头顶胸背最急，手足之间稍缓。一疗走黄，速用芒针直竖，红线即是疗苗，刺出恶血，俱按疗治之。一疗之外旁，生一小疮，名曰应候；四围赤肿而不散漫者，名曰护场；四旁多生小疮，名曰满天星，有此者缓，无此者急症也。一疗初起至四五日，出白色而至青紫，疗头溃，内无七恶等症顺。一初起似疗非疗，灰色顶陷如鱼脐，似蚕斑，青紫黑疱，软陷无脓、内见七恶症者逆。一疗将近走黄，急服疗毒复生汤主之。一疗已经走黄，冷心烦闷，急下七星剑主之。一暗内二疗，不用挑法，先将酥丸嚼化令尽，用冷水漱口，吐去毒诞；再用三丸，嚼葱白三寸，包丸吞下酒兑取汗。若暗内二疗初起，牙关紧急，用酥丸葱头煎汤灌之，似稍苏，治法如前。一内疗先发寒热，腹痛数日，忽然肿起一块，如积是也。一暗疗未发，腋下先坚肿无头，次肿阴囊睾丸，突兀如筋头，寒热拘急㾦痛者是也。一羊毛疔先看前后心，紫黑斑点颇多，用衣针挑破紫黑斑点，用黑豆研粉、荞麦粉、明雄共研，烧酒炒热，青布包里，由外圈入内搓擦，其毛奔至后心，再擦后心，其毛拔于布上，急取埋之，忌茶水一日。一葡萄疔，忽然额上起一颗紫色光亮形似葡萄，顷刻周身皆有，一见鼻血，即死无救。手腕软处未出面，速用水银白纸揉，热水银擦之，或菊花饮，或菜油饮并服（亦治无定处之疔）。

附手指部

大指（太阴肺）　　次指（阳明、大肠）　　中指（厥阴、心包络）　　四指（少阳、三焦）　　满指甲爪角（内侧少阴、心，外侧太阳、小肠）。

歌曰：手拇大指太阴肺，次指阳明大肠位，中指厥阴心包络，四指少阳三焦是，满指内侧少阴心，外侧太阳小肠配。

附足部

足大拇指（太阴脾）　　次指（阳明胃）　　中指（厥阴肝）　　四指（少阳胆）　　满指（内侧少阴肾，外侧太阳、膀胱）。

歌曰：足拇大指太阴脾，次指阳明胃经宜，三指厥阴肝部位，四指少阳胆属奇，满指内侧少阴肾，外侧太阳膀胱兮。

附　脉

火毒热症，洪数实大为顺；有力实热、沉极伏热，随其所见，细数为凶。

一疔症最忌苎麻花，见者亡。头面部、手足稍轻，见者而加肿甚，速用胡麻刺，炒黄为末，醋和敷。

疔症经络分门部位：颧疔属阳明胃，用酥丸取汗，后服黄连消毒饮。印心疔（又名眉心疔）属督脉。颊骨疔属阳明，风热服荆防败毒散，胃火甚服凉膈散、清凉消毒饮。龙泉疔人中督脉。虎髯疔颏下任脉（肾、胃热又承浆）服仙方活命饮、内疏黄连汤。鼻疔（多生孔中）肺，服酥丸取汗用，离宫锭子涂之。黑疔（多生耳窍）肾，毒甚服黄连消毒饮，疏解用黄连解毒汤清之。反唇疔（下上）属脾、胃。锁口疔（生嘴角）心、脾。牙疔齿缝、胃。大肠湿热亦生（又即黑疔属肾，热毒黑色），擦拔疔散，作丸噙服，黄连解毒汤主之。舌疔中心边脾，前丸噙，甚者刺之，服黄连解毒汤，兼下紫雪散搽服。黯疔（生腋下）左肝右脾，服麦灵丹。蛇头疔、天蛇疔，此二疔俱兼脾，如论在何指生，指尖头是也。蛇眼疔，生指甲侧。蛇背疔，生甲后背指。蛇腹疔（又名鱼肚），生指中节中。蛀节疔（又名蛇节），指节上生。泥秋疽，偏指肿，是以雄黄散治之（牡蛎二味，研蜜调敷），酥丸涂之，服仙方活命饮主之，用琥珀膏盖之，服一方用明雄、牡蛎研末蜜调敷，即雄黄散，亦治指头疔。

五疔分论

黄鼓疔，口角、颧骨上红色，脾主。白刃疔，腮白疱顶吐痰诞，肺主。黑厌疔，斑黑紫疱、昏目露睛，肾主。紫燕疔，筋骨间指青、舌强、神昏乱，肝主。火焰疔，唇、指中黄红，心主。以上五疔发五脏有形色，细考何部，辨经络、论阴阳上下之别。红丝疔，生手足、胸背筋骨处，最忌红线攻心。羊毛疔，生前后心，有紫红黑斑点，一有憎寒壮热，一有呕吐分别。痘疔，小儿多生，俗呼贼痘，发无定处。正明雄一钱　紫草三钱

为末，入胭脂汁调涂。卷帘疔，生舌根底，用披针刺破，忌刺舌根中，出尽恶血，苦茶漱口，搽拔疔散，再用青黛、云连片、硼砂、薄荷、细辛、僵虫，共研吹之。火珠疔，生鼻孔内，赤红针破，服泻金散，用黄连膏入片滴孔内。忘汲疔，生眼沿，挑破，用胭脂嚼汁涂，蒲公英、野菊汁洗。豢虎疔，生耳内，肾毒，挑破，涂拔疔散。燕窝疔，生腋下，面赤，服消毒饮，涂拔疔散。注命疔，生足心，紫筋直透足股中，初用田螺水点之，次用慎火，草绿豆抖汁敷。透肠疔，生肛门内外，先用银花防风汤洗之，次用轻粉片、白蔹，共研末涂之，内服黄连解毒汤清之。骊龙疔，生小便尿孔内，

如小便闭涩，急用蟾酥、牛黄、片元寸，研细，用细茶、黄连熬汁调药末，软稻心蘸入孔内，服消毒饮子。冷疔，多生足底根处、掌前下。铁粉散敷，用神灯照法，服十宣散，按经找寻紫色青筋，在膝湾下早刺去恶血无患。疔有多般择选，形色、经络、部位，宜熟读勤看，按法施治，自然诸症皆宁。

膏丹丸散汤头歌（味分，详附卷末）

《正宗》神授卫生汤防风《表里之剂》，皂甲羌芷交乳沉，归尾石决天花粉，银花红草酒生军。凡疔症酥丸取汗为要，汗后解毒主之。《异人传》砒砂雄黄散拔根（入黄蜡成条存用），白矾朱砂与明雄，鲜酥入片公丁等，硇砂砒霜巴豆仁。《异人传》蚤休散医恶疔疮（取汗解表主之），飞天蜈蚣鲜水晶，佩剑出阵贼侵走，闻风斩怪有奇功。《异人传》夺命将军一枝花（除表后用），七叶灵芝是吾家，腰间常佩斩仙剑，当今题奏凯歌归。飞龙夺命丹南星（毒内玫，服一丸，作条纳疮口内），巴霜硇砂砒斑蝥，明雄乳香鹿丹麝（膏盖，支南星），蟾酥和丸治疗痈。拔疔散治诸疔毒，硇砂白矾食盐殊，等分研末纳患处，化硬搜根有奇功。五味消毒化疗饮，银花野菊蒲公英，紫花地丁天葵子，皂刺酒煎发汗录。黄连解毒焮痛疮（服酥丸后，急服清之），诸般疔症热燥狂，云连芩柏生栀子，大便结闭入大黄。内疏黄连汤火狂（火狂治），便闭呕渴燥饮凉，栀翘薄草芩莲桔，大黄归芍木槟榔，消毒饮子芩生地，翘牛红花甘草犀，木通赤芍灯芯共，善却疗症火毒宜。仙方活命饮金银（《金鉴》之首法也），山甲皂茨归尾陈，花粉乳没贝防草，赤芍白芷用酒熬。解毒大青汤木通（误炙毒内攻，用升麻、桔梗提出），中黄栀桔麦元参，知升竹叶石交煅（或大便闭入生军），疮疗误炙毒内侵。泻金散治火毒疗，面赤眼红鼻内疼，犀羚红花生地桔，赤芍苏叶甘草灵。黄连消毒饮芪归，防己泽翘连草陈，苏木桔芩防藁柏，羌活知母地人参。紫雪散医积热效（喉痛吹之，每服一钱），沉香犀羚元参草，寒水朴硝朱砂片，灯芯竹叶共研搅。黄连膏润诸疮疗，姜黄生地柏皮归（归尾），麻油熬好将渣去，黄蜡收锅用贮存。化疗内消散蚤休，知贝甲及草天花，皂乳银花赤芍酒，症病疗毒服轻加。疗毒复生汤牡蛎（恐毒内行攻心欲走黄，主之），银栀地骨翘木通，皂军花粉牛乳没，头肿走黄服更灵。七星剑呕热恶寒，疗毒走黄昏愦添，麻木苍耳菊希见，蚤休地丁半枝连。《异人传》追风消毒饮防风（心肝火毒甚，发狂大热），银花草桔射干羚，苦参蚤休黄野菊，虎骨犀角羌芷芩。立马回疗丹雄朱（入蜡成条丸），轻粉乳酥麝白丁，砒霜蜈蚣硇砂研，疗疮用此根自除。琥珀膏贴诸毒功，活瘀去腐化毒灵。铅粉血轻朱椒珀，麻油白蜡共熬凝，木香流气宣毒滞，苏芍芎归桔枳实，乌药陈半伏毛茛，防榔青壳泽香煎。人参清神疗毒溃，陈芩地骨寸冬归，芪术柴远云连草，益气除烦热可推，内托安神治惊悸，疗疮针后元气虚，芪术苓菖参麦草，远味元参枣陈皮。内补十宣治冷疗，已成即溃未成消，参芪桔朴芎归草，芷桂防风酒调加。铁粉散医足冷疗，速去腐黑肌肉生，广丹轻粉松香麝，香滑熬贴入蜡凝。

金银花酒法： 银花五两　甘草一两，酒水共熬。一加生黄芪四两，名回毒金银花汤，久食永不生疔疽，神效。

麦灵丹： 蜘蛛二十一只　定心草　白灰面，用黄菊熬膏，可合前药作丸一钱，拔疔疮根，去腐。

红膏法： 广丹一钱五分　轻粉一钱　蓖麻肉一两　松香（嫩的）一两　巴豆肉五钱　硇砂一钱，用斧槌千馀下，豆大，安放孔上，黑膏盖之，极妙。

清凉消毒散毒灭，明雄花粉乌药麝，慈姑乳香黄柏研，鸡清蜜调治风热，凉膈散医肺胃热，口渴唇焦便燥结，苓薄栀翘石膏草，芒硝大黄苦竹叶。荆防败毒治初疮（皂茨、野菊引），憎寒壮热汗出良，羌独前柴荆防桔，参苓芎芷甘草强。回教治疗消风毒，全蝎七只蝉退菊，土苓公英白僵虫，效验神方师传授。

五月五日午时炼蟾酥丸方： 蟾酥（酒化）二钱　铜绿　轻粉　枯矾　寒水石（煅）　胆矾　明雄　乳没元寸以上各一钱　朱砂三钱　蜗牛二十一只，抖烂合成丸条。

附鱼脐疗部

鱼脐疗疮： 疗头白疱痛不可忍，肉下有红线。潮热令人烦闷，恐其颤倒难救也。似新火针疮，四边赤红中央黑可刺之，刺之不痛即杀人也。疮肿黑壮狭长是也，一因风毒蕴结，二因气血凝滞，三因误食不正瘟疫之气（又名鱼睛）。

《卫生宝鉴》用生白丸五钱，煨葱和丸，酒下二钱五分，孕妇忌。《崔氏》用枯矾面糊丸饼贴之，溃甚脓多用之。《普济》用梗朱米和丸，酒下（名走马丹）。《外台》用蛇退煎水服。《直指》用蛇退烧灰，鸡子清调涂。《崔氏》用瞿麦烧灰涂之。《千金》用饴糖涂之，干者烧灰敷。又腊月腊鱼头、乱发共烧灰，鸡溏粪和涂之。《外台》用白苣菜叶抖汁入孔中。《危氏》用丝瓜叶、连须、葱、韭菜，共抖汗服，兑酒，汁服渣敷。疔在左，敷左腋下，在右贴右腋下，在脚左贴左，如同。如在中部贴中心，用布条缚住肉内红线，皆白不用。如潮热亦用，令人抱住，恐颤难救矣。疔疮恶肿，一赤根。已笃者，不破则毒入腹，破无血逆有骨疔。有入腹者、疔毒伤风作肿者、有肿未破者、有拔取黄者，有拔根者。

赤根疔肿： 白米粉熬黑蜜，调涂之。《千金》用马牙烧灰，猪脂调涂（拔根法）。《通云论》狗宝丸：狗宝八分　蟾酥二钱　梅片二钱　元寸一钱，酒和丸，每绿豆大三丸，葱白嚼包吞，酒下取汗。服流气追毒药，贴拔毒膏。《普济》鼠粪乱发烧灰涂入。已笃：土蜂房一只　蛇退一条　黄泥（裹烧存性）一钱，酒下，顷刻大痛，痛止其毒化黄水也。又九月九采芙蓉叶，干研，井水调涂。次用蚰蜒螺一只，抖敷。已笃，用枣树刺七

只　丁香七枚，烧灰入小儿粪调敷。《外台》拔根，用斑蝥一只，捻破入疔疮，上针刺米字形，涂之封好，根即出也。《千金》拔根，蜘蛛抖烂醋和，挑疮，四畔血出，根稍露。刘禹锡，元和十一年柳州救三死，柳树上大黑壳虫，粪泥中生，用蜜汤浸死，焙为末，醋调敷。葛洪《肘后》用蜣螂心贴之，拔根神效，忌服羊肉（即刘禹锡之方虫也）。

十三疔：《千金》用春三月上建日，取天门精叶，夏三月建日，取枝（名枸杞），秋三月上建日取子（名却老冬），冬三月上建日取根（名地骨），曝干为末，入牛黄　皂刺　赤小豆　乱头发，烧研为丸，酒下二钱，日下三次，《鲍氏》马疔用山甲（烧灰）贝母等分，研酒调服，用下药利去恶物。

疔疮发汗：《捷径》用陈老石灰十分　黑油纸伞烧灰一分，先以斋水，次用香油入末搅匀，沸汤一盏，被盖取汗。保寿堂，凡生手足处有疮起发痒，身热恶寒或麻木，极毒之疔也，急用针刺破挤去恶血，俟血尽，口噙并水呫至水温，再换呫至痛痒皆止即愈，极妙法也。《普济》疔肿拔根，用铁渣研粉一两　轻粉一钱　元寸一分共末，药末纳入口内，醋调面糊盖。

小儿痘疔：明雄一钱　紫草三钱　为末，入胭脂法调涂。疹痘治用（破烂）用野菊花　苍耳叶，抖汁服渣敷。牛耳垢（人耳垢亦可），盐泥、蒲公英汁调敷。水疔，色黄，麻木不痛。暗疔，疮凸色红，使人昏狂，并刺四畔，切不可缓。《普济》用银杏去皮，浸油取抖敷。

又柏树根，经行路者取二寸许，去皮抖，用井水调下。待泻过，以三角杏仁抖，浸油涂（《圣济总录》）。

疔疮伤风：《圣惠方》用白马尿炒熨五十遍。《普济方》用驴屎炒熨五十遍。

疔疮黑凹：《圣惠方》用头发扎住，用常春藤叶抖汁，和蜜服，用葱抖蜜敷。疔疮恶毒，速针刺，无血名着骨疔，再针手指甲末，刺出又无血，即刺脚大拇指，又刺无血必难医也，用透骨膏：天牛四只（大树中食木心之虫），亦有蝎子化此天牛，有一角者名独角仙，化虫有黑角如八字（或天螺头代之，亦蜗牛名），蟾酥五分　巴豆肉七粒　砒霜　正明雄　元寸　公丁共研，化黄蜡和条丸，收存听用。安疔疮顶孔内，膏盖，忌冷水。《危氏》用蛇酥、白灰面为丸，梧子大，安放舌下，即黄出也。拔取疔毒：蟾酥　白面　广丹共为丸，麦子大，纳入孔中，水澄膏贴之。极重用酥一钱、巴豆肉四粒，抖烂饭糊丸，绿豆大，每服一丸，姜汤下。良久用萹蓄根、黄荆子研酒兑服，取行四五次，以粥补之。乾坤秘韫。《普济》用腊月猪胆汁和生葱、蜜抖敷。

疔疮入腹：《圣惠方》用牡猪屎绞汁服之。《肘后》用白犬血涂之。又白犬溺服之。五月五日取牡犬屎烧灰敷，并治马鞍疮。又黑牛耳垢敷之。《广济》用青羊屎煎汁服。《肘后》用白马牙齿烧灰，涂入孔内纸封，湿灰面四围肿处，候干用醋洗尽灰面，其根自出。

疔疮取汗，附神验方：王不留行煎水，入蟾酥丸吞，取汗。菊花叶抖汁服（冬用根）。槐花四两酒煎服。海马入明雄研，同诸药涂。皂夹（炙）研，入麝涂。苍耳根抖，童便兑汁服，入葱酒取汗，醋灰调渣敷，拔根用。山慈姑入苍耳擂汁服，酒兑取汗。石蒜煎，服下取汗。稀莶草酒煎取汗。白芷（人少许姜）擂酒服，取汗。蒲公英酒煎下取汗。大戟入乳香、柘矾末，酒兑下，取汗。

疗证治方：（汤歌见前）

神授卫生汤：（方见上卷末）

砒砂雄黄散：无论诸疗，用披针刺开疗顶，用此药条纳入疗内，用膏药盖之，一日一换，拔除疗根，神效。白砒（炼成霜）　朱砂　明雄黄　生白矾　鲜蟾酥以上各五分　上梅片二分　白公丁（麻雀屎，笠起者可用）二粒　巴豆仁三粒　硇砂（盐硇不可用）三分，共研细末，用黄蜡成条，收存听用。

蚤休散：服之取汗解表，治一切恶疗。蚤休（即血山七兜）　飞天蜈蚣（草名红马鞭草，覆地形似蜈蚣者）。鲜水晶花苗并蔸，均收存取干听用，煎水服。

除表后服方：夺命将军一枝花（即血山七花，一名七叶灵芝），阴干煎服，或鲜叶可挤汁服。

飞龙夺命丹：疗毒内攻，服一小丸，研末，以黄蜡成条，纳入疗疮口内，上用膏药盖之，一日一换，可去南星。巴豆霜七分　番白硇砂（无真的不用）五分　白砒霜五分　斑蝥虫一只　制乳香五分　真明雄黄一钱鹿角霜三分　广丹三分　蟾酥六分　真麝香二分。

拔疔散：治诸疔毒，化硬搜根。番白硇砂一钱　生白矾五分　食盐一分，共乳细，纳入疔口内，并用膏药盖之。

　　五味消毒化疔饮：酒兑煎服取汗。金银花三钱　蒲公英二钱五分　紫花地丁草二钱五分　野菊花三钱　天葵子二钱　皂刺一钱五分为引。

　　黄连解毒汤：（方见上卷末）、内疏黄连汤（方见上卷末）、消毒饮子（方见上卷末）、仙方活命饮（方见上卷末）。

　　解毒大清汤：误灸疔毒内攻，此方加升麻、桔梗，大便结加生军　大青根五钱　木通二钱　人中黄一钱　淡竹叶一钱　桔梗一钱五分　麦冬一钱　元参三钱　知母一钱五分　煅石膏一钱　升麻八分。

　　泻金散：面赤、白眼多红、鼻内疼痛、肺经火毒，服之。明犀角片一钱　羚羊角一钱五分　红花一钱　生地二钱　桔梗一钱五分　赤芍一钱五分　甘草节五分　苏叶一片。

　　黄连消毒饮：疔疮日久，气血两亏，阳明头痛、顶疼，小便黄服之。生黄芪一钱五分　防己一钱五分　泽泻一钱　连翘一钱五分　草节五分　陈皮七分　川黄连一钱　苏木五分　桔梗一钱　防风二钱　黄芩一钱　藁本一钱　全当归三钱　川柏一钱五分　羌活一钱　知母一钱　生地三钱　元参二钱。

五、龙源洪氏家传跌打秘方

洪氏，龙源（现吉林省珲春市）人，为清末医家。此书可能成于公元 1909 年。

龙源洪氏家传跌打秘方

红末药：紫荆皮一斤，焙赤色研末，醋浸三次。

黑末药：黄荆子一斤，焙干，香油炒黑为末。

黄末药：羌活八钱～一两　当归二钱～一两　白芷五钱～一两　防风一分～八钱　陈皮五分～八钱　白芷一两～四两　秦艽七钱～一两　防己六钱～八钱　牛膝一两　花粉五分～八钱　姜黄四钱～一两　加皮五钱～一两　白芍五钱～一两　木瓜四钱八分～一两　桂枝一分～六钱　桂皮七钱二分，右（上）十六味共一斤，火焙为末用。

千金托里散：当归一钱　白芍八分　桃仁八分　枳壳八分　生地一钱五分　麦冬一钱五分。从高坠下，瘀血攻心者，加大黄一钱、朴硝八分，用水二盅煎，加前三色末药一匙，先服。

上部煎药：当归一钱　白芷八分　羌活五分　防风八分　生地一钱五分　川芎八分　半夏八分　升

112

麻三分，水煎加姜三片。加前三色末药各一匙，日进二服。

中部煎药： 羌活八分　当归一钱　防风八分　生地一钱五分　加皮一钱　官桂一钱　细辛八分　白茯一钱五分　黄芩八分　枳壳八分　丹皮一钱　甘草三分；腰上加杜仲、黄连少许，水煎，冲前三色末药各一匙。

下部煎药： 生地八分　牛膝八分　防风八分　独活五分　黄柏八分　草薢一钱　连翘八分　赤芍一钱　陈皮五分　加皮八分　木瓜一钱五分　米仁八分　白鲜皮一钱　海桐皮二钱，右水煎，酒冲下前末药各一匙，日进二服。

住痛散： 川芎八分　归身一钱　白芷八分　羌活八分　山甲一钱　大茴五分　独活八分　小茴五分　甘草八分　官桂八分　木瓜一钱　自然铜一钱　虎胫骨（酒制）二钱　川乌（去皮）一钱　淮乌一钱　生姜三片，右研为细末，每用五分，生姜水煎，冲童便服。

——气喘，加沉香八分木香（磨）八分；

——被惊伤胆、狂言乱语、恍惚失音，加人参三分辰砂八分　金箔十张　远志八分；

——虚汗，加黄芪一钱　牡蛎一钱　白术一钱　浮小麦（炒）二钱　麻黄根一钱　白芍八分；

——寒重，加厚朴八分　陈皮三片；

——热重，加前胡八分　柴胡一钱　黄芩八分；

五、龙源洪氏家传跌打秘方

——大便不通，加大黄八分　朴硝五分；

——小便不通，加木通八分　车前一钱　活石八分　瞿麦一钱　茵陈八分；

——发汗，加麻黄八分　生葱一钱；

——分理阴阳，加猪苓一钱　泽泻八分；

——久伤成痨，加天冬二钱；

——极热不退，加连翘八分　山栀八分　薄荷八分；

——言语恍惚伤心，急加辰砂八分　远志八分　木香五分　人参三分　琥珀三分　茯苓一钱　硼砂八分；

——失笑，加当归一钱　破故纸八分　蒲黄（炒）八分　杜仲一钱　川楝一钱　桂枝一钱；

——呕吐，饮食不进，加丁香三分　南星八分　砂仁八分　半夏八分　旋复花八分　大附子八分；

——跌伤，口中粪出者，诸药不纳，加丁香五分　草果八分　砂仁五分　半夏八分　南星八分；

——腹内气血成块，加三棱八分　莪术八分　乌药八分　香附一钱；

——胸膈膨胀，加枳壳八分　白蔻八分　砂仁五分　香附八分　大腹皮八分　半夏八分；

——口中血腥，加阿胶（炒成珠）一钱，不止，丁香嚼嚼；

——咳嗽带血，加蒲黄八分　阿胶一钱　茅花八分　朱蒂花八分。不效，服人参清肺汤；

——伤肺口血出泡，此伤肺也，加服人参清肺汤，加蒲黄八分　阿胶一钱　茅花八分；

——肚中血毒，加红花八分　苏木八分；

——伤头皮破、出血过多，加生地一钱　熟地一钱；

——腹中冷痛，加良姜五分　干姜三分　玄胡索八分；

——刀伤血出过多，遍身麻木，不知人事，时或昏死，先以三味服之：人参三分　木瓜八分　没药八分。或不能食，水煎服。倘刀伤枪刺，血行不止，切不可用酒煎药，切宜慎之。

人参清肺汤：专治跌打伤胸胁，以致血泡从口出，服此神效。人参三分　地骨皮八分　知母八分　乌梅八分　桃仁（去皮尖）一钱　罂粟壳（蜜汁炙）八分　阿胶（炒）一钱　甘草（炒）三分　桑白皮（蜜炒）八分，右（上）水二盅、生姜三片、大枣二枚，煎至八分，食前温服。

昏昏散：或损伤断出荀，用此药麻倒，去尖、整骨、归荀。草乌一钱五分　川芎一钱　骨补（去毛）八分　香附米八分，右（上）为细末，每服一钱五分或二钱，姜酒服下。凡有跌打损伤，务要审量可治。倘有从高处坠下，瘀血攻心，必用桃仁、红花、大黄等药，吐泻其血方可。

止血方：马兰头　野苎根　车前草，捣烂敷患处，止血极妙。

生肌散：乌鸡骨（炼）二钱　血竭（另研）二钱　儿茶二钱　赤石脂（煅）二钱　真龙骨（煅）二钱

猫头骨（火煅）二钱，右（上）六味捣细末，生肌。

又方：肉桂一钱　红花四钱　生七二钱　自然铜五钱　广木香一钱　加皮三钱　当归四钱　土鳖二钱　血竭五钱　麝者一分　陈皮三钱　丁香七分　防风三钱　乌草一钱；头上加细辛，手上加桂枝，腰眼加杜仲，脚上加牛膝、续断，女加黄芩。又方：桂心一钱　陈皮五钱　川芎二钱　广生七一钱五分　防风五钱　麝香一分　木香一钱　续断四钱　丁香一钱　自然铜三钱　当归五钱

土鳖二钱　骨碎补四钱　加皮三钱　川贝三钱　虎骨三钱　紫荆皮一钱　血竭五钱　杏仁五钱　红花三钱　草乌一钱

贴穴图形于后

图一　图二

跌打要诀

脉法：若见沉细、微弱、虚者则生；如浮数、大弦、紧实、急短则死。若失过变之脉，而过缓滑，忽痰痉则死矣。若腹内瘀血积胀，脉见牢大者生，沉细无力者必死矣。

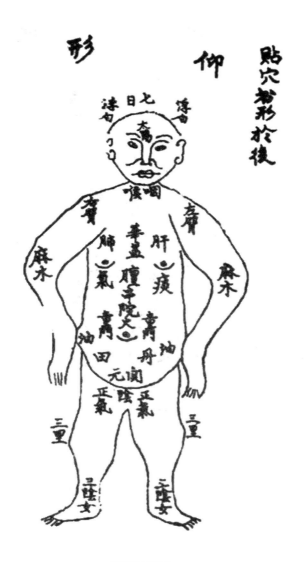

龙源洪氏图十

五、龙源洪氏家传跌打秘方

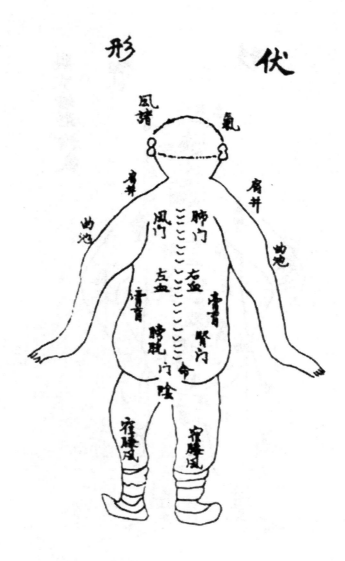

龙源洪氏图十一

凡看跌打者，先看相穴后看症，生死之法辨明仔细，庶不致有误也。

凡看跌打有十症不治：唇青齿黑、眼睛翻白、心口中打伤发渴、寻衣摸床、拳紧不放、舌缩囊倦、发直如麻、面青舌黑、羊目鱼口、哭声涕泪、或时发笑，此十症。或犯者乃伤穴之源也，欲治其病，或一二犯之者，有可救也。

凡用药治之，先辨其穴，次探其轻重。有上、中、下三部之位不同，宜辨详细，决知生死。见一二伤者可治，三四伤者则不能医。夫目为肝之窍，若伤肝重则恶冲心所，有目不转睛之症；又发搐搦者，乃肝一助也。丹田有伤，血气冲厥阴、包络，则发咳语；胃口有伤，呕吐难食、口吐白沫：伤脾则发嗳，而大便不通；伤肺则气陷难语，拳紧不放；伤肾则发直、舌倦、囊缩；若是伤心即时便死，心与小肠相表里，则阑门不通；大肠伤则各道不通。以上伤者，若犯一二重者，则死矣，难救矣。若不伤穴，只伤肌肉、手足，医何难哉。又三部之分上部，心之上至头顶为上栏；中部在腰两傍，心胸之下为中栏；下部在腰之下至两足之间。如伤重而昏沉者，看脉有生机，即必有开关，接气接骨为主。上下左右阴阳，看以辨其轻重要紧。阴属血、阳属气，在血者行血散瘀，在气者通气行气，如法治之，何患症之难治者哉。

第一穴：胸前右边为肺，系华盖穴。直打伤者则人事不醒，乃气凝血迷心窍者，若过三日则无救矣。然伤于气，所以血迷于心，用十味煎药方加枳实，又用七厘散二分行血止痛。

第二穴：心胃两经在胸之中，直打伤者或有痰者，行过三次即闭，冷粥汤治之；再用夺命丹一服自愈，后再发者，吐食吐血而死。

第三穴：在胸前三根彪骨节，穴名肺底穴。直插打伤者，恐九日而亡。用十味煎药加百部　桑皮各二钱，煎服。又用七厘散二分，再用土鳖、紫金丹，三服自愈。后再发衄血而痛，周年而死。

第四穴：左边乳上一寸三分，名气（爨）穴。金枪打中伤者，三十日发寒冷而死。医用十味煎药加沉香一钱　肉桂四钱，煎药又用七厘散、又夺命丹三服而愈。后再发者，十年而死。

第五穴：在左边乳下一分，名正气穴。冲拳打中者十二日死。医用十味煎药加青皮、乳香各三分，用三服，再用七厘散二分五厘，加在内煎服。痊愈后，再发痛者，四十九日而死。

第六穴：在右边乳上一寸三分，名气海穴。拳插打中者，十六日死。用一味煎药加木香二钱，煎三服，再用七厘散二服，又用夺命丹二服自愈。后再发痛者，九十日而死。

第七穴：在右边乳下一分，名贮血气海穴。被拳打中血凝者，吐血不止者，半日而死。用十味煎药加郁金、寄奴各一钱，用煎服一帖，用七厘散一服，又用夺命丹一服自愈。后再疼痛不止者，六十日而死。

第八穴：在乳下中间一寸四分，名食海穴。直插拳打中者，三十六日下血而死。用十味煎药加灵脂一钱五分炒蒲黄一钱　煎服，七厘散一钱五分，再用夺命丹三服自愈。后再发，翻食，一世而死。

第九穴：在两乳下一寸旁，名三肾穴，三肾者，肝肺也。直拳打中伤者，七日而死。用十味煎药加石菖蒲三钱、枳壳一钱三分，又用七厘散三服，再用夺命丹三服自愈。后发疼痛血胀，六十日而死。

第十穴：心中，名君主穴，直插打中伤者，立刻目昏不省人事、舞拳者但气未绝，速用十三味煎药方加肉桂一钱、丁香一分二服，七厘散三分三服，再夺命丹三服，又紫金丹三服自愈。后又发疼痛难忍者，一百二十日而死。

第十一穴：在心口下一寸二分，名霍肺穴。直拳打中者、昏闷不言者，即下半身闭拳掷，气行即醒。用十三味煎药加桔梗八分、贝母一钱，用七厘散三分，再用夺命丹三服痊愈，后再发疼痛气闭者，一百二十四日而死。

第十二穴：在脐下一分，名气海穴。脐盘鼎中者，二十八日死。用十四味煎药加桃仁、元胡各一钱，又用七厘散二分，再夺命丹三服。痊愈后发胀痛者，二十六日死。

第十三穴：在脐下一寸二分，名丹田精海穴。直打中伤者，十二日死。用十四味煎药加三棱、木通各一钱二帖自愈。愈后发小便闭胀疼痛者，一百四十六日而死。

第十四穴：在脐下一寸四分，名卜水穴。踢打中，大小便不通，十二日死。用十味煎药加三棱一钱五分、莪术一钱、生大黄二钱，用七厘散二分五厘，用夺命丹三服，又用紫金丹四服。痊愈后再胀闭而痛，一百六十日而死。

第十五穴：在脐下一寸三分，名关元穴。直打中伤者，五日死。用十四味煎药加青皮、车前子各一钱，用七厘散二分，又用夺命丹四服。痊愈后发痛胀筋制者，六日而死。

第十六穴：右边胁脐下毛中，名气门穴。木棒点中者，一百五十日死。用十四味煎药加柴胡、当归各一钱，用七厘散二分，又用夺命丹二服自愈。后若发口渴、胁筋胀痛，三十日而死。

第十七穴：在胁下气街一分，名气囊穴。木棒打中者，四十二日死。十四味煎药加归尾、苏木各一钱，再用紫金丹三服。愈后发疼痛，过四十二日死。

第十八穴：在右边胁下软骨，名地门穴。直打中者，六十日死。用十二味煎药加丹皮、红花各一钱，再用夺命丹三服。愈后复发胀肿痛者，过二月死。

第十九穴：在左边地下一分，名血囊穴。直打中者，四十日死。用十四味煎药加蒲黄、韭菜子各一钱，炊酒；胀，再用夺命丹三服。愈后再复发痛者，过八十日而死。

第二十穴：在脑顶心中，名坭丸穴。直打中破者，过二日而死；或朦胧头眩者，六十日而死。用药酒方加羌活一钱、苍耳子一钱五分酒服，再用夺命丹三服自愈。

第二十一穴：在两耳下半分空处，名听宫穴。擗上点中者，二十四日死。用十四味煎药加川芎、细辛各一钱，用夺命丹三服自愈。

第二十二穴：在背心第七节骨内傍边下一分，拱对心穴。直打中者、吐痰带血者，三百日而不死。用十四味煎药加骨碎补、杜仲各一钱，夺命丹三服愈。

第二十三穴：在背心第七节骨下一分，名气海穴。直打中者周年而死。用煎药酒方加狗脊、杜仲、骨碎补各一钱，再用紫金丹三服自愈。

第二十四穴：在背两膀骨软肉处，膏肓穴。直打中者，年半而死。用药酒方加鳖甲、狗脊各一钱，再用紫金丹三服自愈。

第二十五穴：在背心上二分第五节骨，名风俞穴。直打中者，三月而死。用药酒方加防风、狗脊各一钱，再紫金丹三服，夺命丹三服自愈。

第二十六穴：在背心上第六节骨，名肺俞穴。直打点中者，气闭不通身麻，一月而死。用药酒加天麻、狗脊各一钱，用紫金丹三服，夺命丹三服自愈。

第二十七穴：在背后第十五节骨中间，名肾命门穴。直打中者，九日发咳而死。用十四味煎药方加桃仁、续断、红花各一钱，再夺命丹三服自愈。

第二十八穴：在背后第十六节骨两旁，名肾经穴。

直打中者，一日半而死。用十四味煎药方加桃仁、胡桃肉各一钱。

第二十九穴：在背后第十七节骨两旁，名膀胱俞穴。溲便闭塞，七日而死。用十四味煎药加木通、牛膝、滑石各一钱，再用夺命丹三服自愈。

第三十穴：在尾梢下一分，名海底穴。直打点中者，七日而死。用十四味煎药方加大黄、芒硝各一钱，再用夺命丹三服自愈。

第三十一穴：在两小腿中，名鹤口丹穴。直打伤筋者，周年而死。用十四味煎药方加牛膝、米仁各一钱，用夺命丹三服自愈。

第三十二穴：在两膝阴眼，名鬼眼穴。直打中者，三年脚酸浮黄而死。用十四味煎药方加松节、藕节、牛膝各一钱，加七厘散三分五厘，同煎服下。

第三十三穴：在两膝阳眼，名足三里穴。直打中伤者，三年筋敛、胁下痛者死。用十四味煎药加牛膝、木瓜、官桂各一钱，再用夺命丹三服。

第三十四穴：在足前凹中，名大衡穴。直打中者，三年骨节酸痛，不能走动，成废疾也。用十四味煎药加牛膝、米仁、黄柏各一钱，用夺命丹三服。

第三十五穴：在足底心，名涌泉穴。直打伤者，十四个月死。用十四味煎药加牛膝、木瓜、槟榔各一钱，再用夺命丹三服。

第三十六穴：在天庭上三分，名昭心门穴。直打破骨髓，血不止者立死；生脏腑敷上，血止者有气，看脉有生机者，用十四味煎药方加蔓荆子、桔梗、天麻各一钱自愈。

　　以上三十六穴，乃伤人之重穴也。凡用药必须细心观看，辨明轻重，脉法斟酌虚实，庶不致有误也。

　　十四味煎药方（以前三十六穴定用）：五加皮三钱　枳壳一钱　陈皮一钱　杜仲二钱　五灵脂一钱　上肉桂八钱　蒲黄一钱　寄奴一钱　延索二钱　全归三钱　香附子二钱　红花三分　朱砂一钱　陈酒冲服，朱砂送下。食前后，量上中下服。重者三四服，轻者一二服自效。

　　跌打药酒方（三十六穴听用）：赤芍一钱五分　骨碎补二钱　青皮一钱　补骨脂一钱二分　乌药一钱　枳壳一钱　秦艽五钱　元胡四钱　广皮五钱　麦冬五钱　远志五钱　丹皮五钱　松节五钱　桂枝五钱　香附二钱，用陈酒十斤煮熟，每早晚服下三盅，立效。凡跌打真重之症，若不以向口灌汤药者，先用此药开关节气为急，或不能开口下药者，即用此药末吹入鼻内，待口自开后，用此药缓缓灌下，用酒一帖。

　　土鳖紫金丹：血竭八钱　远志二钱　山栀二钱　土狗二钱　云苓二钱　自然铜二钱　元胡二钱　胎骨二钱　硼砂八钱　广皮二钱　青皮一钱　肉桂三钱　苏木二钱　乌药五钱　桂枝二钱　赤芍二钱　归尾五钱　莪术二钱　木通二钱　香附四钱　寄奴二钱　贝母二钱　灵仙二钱　朱砂四钱　枳壳二钱　枸杞二钱　木香二钱　杜仲二钱　灵脂五钱　桃仁五钱　牛膝二钱　泽泻二钱　红花二钱

蒲黄四钱　韭子二钱　秦艽二钱　丹皮二钱　骨碎补二钱　土鳖八钱　续断三钱　五加皮五钱　葛干二钱　松节八钱　黄芩二钱　麝香三钱，共制为细末，陈酒送下，用二分。

夺命丹：三棱四钱　前胡二钱　香附五钱　莪术五钱　元胡四钱　土狗一钱　寄奴二钱　赤芍二钱　桂枝二钱　乌药二钱　土鳖二钱　归尾五钱　广皮二钱　加皮五钱　血竭一钱　贝母二钱　灵脂三钱　桃仁四钱　木香五钱　韭子二钱　然铜八钱　肉桂二钱　蒲黄二钱　补骨脂二钱　羌活二钱　骨碎补五钱　硼砂八钱　枳壳二钱　杜仲三钱　秦艽三钱　朱砂二钱　葛干三钱　青皮二钱　麝香二钱，三十四味共为细末，陈酒送下，重者三分，轻者二分，神效。

七厘散：硼砂八钱　补骨脂四钱　朱砂八钱　血竭八钱　土鳖八钱　枳壳五钱　木香五钱　大黄五钱　巴霜三钱　青皮二钱　乌药五钱　灵脂五钱　广皮四钱　三棱五钱　莪术五钱　肉桂一钱　琥珀一钱　珍珠一钱　参三七五钱　马脑一钱　麝香一钱，共为细末，每服三分五厘，陈酒送下，其效如神。

刀斧槌棍打破并脑出髓者：川乌二两五钱　白附子（去皮炒）二两五钱　香附五钱　甘草五钱　乳香三钱　没药三钱，共为细末，陈酒服一钱。

或有破伤之处通用方：桃仁一钱　红花八分　苏木一钱　乳香一钱　没药一钱　血竭一钱，共为末，用好酒服下一钱，外用生肌散敷患处。若有痛甚者，用土鳖、骨碎补、自然铜、半夏、月石、归尾等分。

麻药方：治损打伤骨不归窠臼者，用此药麻之，然后下手，整顿骨节归窠，则能止痛。白芷　川芎　木石子　猪牙皂角　乌药　半夏　紫荆皮　杜仲　当归　川乌各一两　草乌　小茴香各一两　木香二两五钱，共为细末。治骨节出臼者，好酒服下一钱，麻到不知痛处，或用刀割肉，或剪出骨峰，再整顿骨节归源端正，再外用杉壳挟缚得好，然后服药医治；或遇箭簇木石入骨不出者，亦用此药麻之；或凿凿开取者，或用铁钳出者，若有人昏沉不知人事者，后用盐汤水服下立醒。

迷人止痛方：干姜　草乌等分研末，用好酒送下三钱，随量饮酒。

上部伤头脑煎药方：白芷一钱　柴胡一钱　细辛五分　赤芍一钱　归尾一钱　红花八分　桔梗八分　防风八分　川芎八分　前胡八分　甘草三分；或发热恶心加川芎三分，加一二帖，不可过用。

中部伤胸前背后煎药方：赤芍一钱　归尾一钱　红花八分　桔梗一钱　前胡一钱　香附一钱　乌药一钱　枳壳八分　陈皮一钱　甘草三分；或伤两手加桂枝一钱；伤腰间加杜仲一钱　破故纸一钱　牛膝一钱水煎，各煎半，食远服。

下部伤腿膝足上煎药方：木瓜一钱　米仁一钱　牛膝一钱　独活一钱五分　枳壳一钱　防风一钱　荆芥根一钱　赤芍一钱　归尾一钱　红花八分　甘草三分；损

127

伤血胀作痛者加桃仁一钱、五灵脂一钱、元胡一钱；或大便不通加大黄（酒炒）一钱、木通一分；或小便不通加通草一钱、猪苓一钱、泽泻一钱；再真不通者，必用真琥珀酒磨服；凡损伤后，见两膝发肿者加苍术、猪苓；凡损伤发热、口渴燥干者，加天花粉、知母。

通二便阴阳中瘀血煎药方：泽兰二钱五分　青木香一钱二分，水煎热酒冲服；或大便不通加大黄二钱。

头面至喉打伤未出血者：红花一钱　元胡一钱　羌活一钱　细辛一钱　虎脑骨二钱　川芎二钱　归尾二钱　赤芍三钱　生蒲黄二钱　泽兰二钱　水煎冲酒服。

头面至喉打伤出血者：羌活二钱　升麻一钱　细辛三分　银花二钱　元参一钱　丹皮二钱　枳壳二钱　广皮二钱，水煎冲酒服。

胸膛自喉下至脐，打伤未出血者：枳壳一钱　射干三钱　山豆根三钱　然铜二钱　桔梗二钱　桃仁二钱　斑蝥（制）一钱　归尾二钱　赤芍二钱　红花二钱，水煎冲酒服。

胸膛自喉下至脐，打伤出血者：郁金二钱　厚朴二钱　枳壳二钱　三棱二钱　莪术一钱　木香五分　沉香五分　川芎一钱　桃仁二钱　红花一钱三分　生蒲黄二钱　白豆蔻一钱五分，酒煎服下。

下身阴囊打伤未出血者：大茴一钱五分　小茴一钱五分　橘核二钱　沉香五分　木香五分　白蔻仁一钱　苏木一钱　延索一钱　枳壳一钱　川椒五分　防己一钱酒煎服，食前下。

背后打伤左边血与肝穴者：草乌　川乌　羌活　附子　赤芍　红花　归尾　木瓜　三七　肉桂　木香　沉香　厚朴　柴胡各等分，酒煎食后服。

背后打伤右边气与肺穴者：木香五分　沉香五分　白豆蔻一钱　广皮一钱　南星一钱　红花八分　归尾二钱　赤芍二钱　草乌一钱　桃仁二钱　厚朴一钱五分　鳖甲一钱，酒煎食后服。

腰间命门肾经打伤者：续断　杜仲　木瓜　三七　腰骨　赤芍　归尾　红花　蒲黄　泽兰各等分，酒煎食后服。

脚膝至后跟与大冲穴打伤者：五加皮二钱　牛膝一钱　米仁三钱　虎脑骨三钱　草乌一钱　然铜一钱　归尾二钱　木瓜二钱　蒲黄二钱　三七五钱，酒煎食前服。

跌打上中下各部末药方：当归二钱　生川乌（去皮脐）二两五钱　丹皮二两五钱　川芎（炒）二两　桂枝二两五钱　肉桂三钱　泽兰叶六两；上部加白芷、藁本、柴胡各八钱；中部加桔梗、陈皮、香附各二两；下部加牛膝、独活、杜仲各二两。

治破脑伤风、手足乱动、言语乱作者：胆星一钱　僵蚕一钱　天麻一钱　白芷一钱　肉桂三分　熟附片五分　荆芥八分　赤芍一钱　当归一钱　红花八分　防风八分　血竭六分　百草霜八分，水二盅煎八分服。

破脑伤风：因跌破打伤头脑，而风邪乘人以发热，手足搐搦，人事昏愦者，以天麻散主之。天麻　生南星

防风各一钱　荆芥三两，共为细末，每用五钱，连须、葱白煎汤送下。

接骨当方：自然铜用酒醋制九次，钵为细末，再用水飞过，用酒送下二钱。

治跌打损伤或筵高坠下伤者：以致瘀血流入脏腑，昏沉不醒，大小便闭及水滞，后瘀血内攻，肚腹膨胀，结胸不食，恶心干呕，大便燥结者，后服大成汤：当归一钱　苏木一钱　红花一钱　木通一钱　厚朴一钱　陈皮一钱　甘草一钱　枳壳一钱　大黄三钱　朴硝三钱用水二盅煎八分，不拘时服。

伤久后成痛风方：海风藤二钱　桂枝二钱　草乌二钱　千年健二钱　当归一钱五分　加皮二钱　甘草二钱牛膝一钱　地桶蜂二钱　大茴二钱　红花二钱　加毛竹节一片，用酒煎服。跌打伤，真沉重之症者，必先服童便数次，散瘀血为主，然后服药。如通身瘀血作胀作痛者，必用广三七，或用上人参，用熟酒磨冲煎，七厘散末药和服，外加乳香、没药更妙。然三七之功与血竭尤高。凡年高老人，跌伤身体虚弱不省人事者，只可服童便，不可服人参。

头上受伤，囟门太阳打破出血，用此方散血疏风：虎脑骨三钱　细辛五分　天麻一钱　红花一钱　羌活一钱　防己一钱　当归一钱五分　兰叶二钱　碎补二钱乳香一钱　没药一钱　然铜一钱　龙骨一钱　升麻三分，用酒煎三五帖。又方：血出过多者用此方。银花一钱五分　夏枯二钱　生地三钱　麦冬一钱五分　僵蚕一

钱五分　角刺一钱　侧柏叶三钱　棕榈子一钱五分　升麻三分　川山甲一钱　瓜蒌仁一钱　服三剂。

破脑（经）风（头）脑收复用：羌活一钱二分　独活一钱五分　麻黄一钱五分　细辛八分　广皮一钱　半夏一钱　枳壳一钱　南星一五分　赤芍二钱　防己一钱　川芎一钱　僵蚕一钱五分　橘红二钱　前胡一钱　芥子一钱　天麻一钱　肉桂五分，水煎服三帖。

咽喉受伤：射干一钱五分　豆根一钱五分　海藻一钱　然铜一钱五分　木香一钱五分　防己一钱五分　红花二钱　兰叶二钱　昆布二钱　蝉退一钱　桔梗一钱；用酒煎，食后服。

左胁上下受伤用此方：青皮一钱五分　功劳二钱　乌药二钱　三七五分　厚朴一钱五分　牛膝一钱五分　草乌一钱　虎脑骨二钱　兰叶二钱　归尾三钱　红花二钱　赤芍二钱　姜黄一钱　木香一钱，酒煎服五帖。

右胁上下受伤：郁金一钱五分　厚朴二钱　枳实一钱五分　白蔻一钱　沉香一钱　草乌一分　血竭一钱五分　肉桂五分　赤芍三钱　归尾三钱　三七五分　虎脊骨三钱　酒煎服五剂。

手上受伤：肉桂五分　桂枝一钱　碎补二钱　虎胫骨二钱　归尾三钱　泽兰三钱　草乌一分　生蒲黄三钱　红花二钱　三七五分　乳香一钱　然铜二钱　没药一钱，酒煎六七剂。

腰里受伤（即命门肾）：川断二钱　桂仲二钱　故纸一钱　羌活一钱　肉桂五分三七五分　虎腰骨二钱

姜黄一钱五分　归尾三钱　红花三钱　兰叶三钱，酒煎五六剂。

背脊心受伤：郁金一钱五分　厚朴二钱　枳实一钱五分　白蔻一钱　沉香一钱　草乌一分　血竭一钱五分　肉桂五分　赤芍三钱　归尾三钱　三七五分　虎脊骨三钱，酒煎五服。

膀胱受伤：大茴一钱　小茴五分　川椒五分　木香五分　沉香五分　白蔻五分　禾子五分　防己一钱五分　川楝子一钱　海藻二钱　草乌四厘。

小腹内受伤（龟头有病难治）：防己一钱　木通一钱　红花一钱五分　木瓜一钱五分　牛膝一钱　元胡一钱五分　豆蔻五分　木香五分　海藻二钱　桃仁五分。

脚上受伤：加皮二钱　姜黄一钱五分　牛膝二钱　虎胫骨二钱　乳香一钱　然铜三钱　三七五分　归尾三钱　没药一钱　独活一钱　赤芍三钱　生蒲黄三钱　红花三钱　米仁二钱　草乌一分　肉桂五钱，酒煎六七剂。一切损伤，用生半夏研细，带血敷上，立止痛，能收口。

肚下受伤重：干漆（炒出烟）二钱五分　赤芍二钱　归尾一钱　红花三钱　血竭一钱　斑蝥　青葙子各一钱　大茴五分　桃仁二钱　大黄二钱　沉香五分　俱去头足，用占米炒黄色，去米不用，水煎；七日一帖，三帖立效。

脚下受伤肿痛：加皮二钱　米仁一钱五分　虎胫骨二钱　然铜一钱　防己一钱　牛膝一钱　木瓜一钱　川

羌一钱　血竭一钱　红花三钱　兰叶三钱　归尾三钱
水煎五六帖。

受伤大便闭： 大黄五钱　芒硝三钱　桃仁三钱　牵牛一钱　木通一钱　厚朴一钱　枳实一钱　巴豆三粒
水煎。

受伤小便闭： 黑丑一钱五分　秦艽二钱　泽泻二钱
滑石一钱五分　防己一钱五分　赤芍三钱　木通二钱
桃仁二钱　丹皮二钱　车前二钱　小茴二钱　巴豆
二粒。

接骨神方： 土鳖五对　然铜三钱　乳香三钱　半夏
十粒　三七三钱　巴豆五粒　没药三钱　血竭二钱　肉
桂二钱　龙骨三钱，共捣成末药，每服四钱，酿酒泡
吃，被盖出汗为度。又方散肿用：三七三钱　归尾二两
红花一两　赤芍二两　兰叶二两　土鳖五对　血竭五钱
龙骨三钱　半夏十粒　然铜五钱　生蒲黄一两，用好酒
吃。又方：当归二钱　血竭一钱　赤芍二钱　乳香一钱
没药一钱　红花二钱　泽兰三钱　三七五分，用酒煎二
十服为度。

接骨手上方： 血竭一钱　桂枝一钱　红花二钱　没
药一钱　草乌五钱　赤芍一钱　肉桂五分　川乌一钱
三七一钱　土鳖二对　归尾二钱　然铜二钱　木香一钱
碎补三钱　古钱五个　乳香一钱　酒煎二十服效。

凉血汤： 刀伤用此方煎饮。元参一钱　银花一钱
大力子一钱　夏枯二钱　蒌仁一钱　僵蚕一钱　泽兰二
钱　蝉退十二个　黄芩八分　甘草八分，水煎三贴效。

活血汤：如人劳力不得自遂，及骨节痛用此方，宽胸理气。元胡五钱　草乌五钱　沉香二钱　泽兰一两　赤芍一两　归尾一两　木瓜五钱　郁金五钱　桂枝一两　牛膝五钱　红花一两　厚朴五分　加皮五钱　青皮五钱　川断五钱　共十五味捣成末药，酿酒泡吃。

麻药方：朱砂一钱　南星三钱　桂枝一钱　半夏三钱　川乌一钱　当归二钱　草乌二钱　赤芍二钱。

跌打末药总方：麝香二钱　肉桂二两　木香一钱五分　川断二两　归尾三两　三七一两　乳香一两五钱　没药一两五钱　郁金三两　赤芍三两　朱砂一两　沉香一两五钱　虎骨三两　血竭二两　姜黄三两　碎补三两　兰叶七两　红花三两，共十八味，酌量增减，各制捣成末，每服一钱二分，酿酒泡吃。

又跌打末药方：归尾一两　肉桂三钱　木瓜二两　红花一两　血竭一两　桃仁一两　土鳖五钱　加皮二两　牛膝八钱　赤芍一两　桂枝一两　乳没二两　然铜一两　碎补二两　三七一两　麝香五分　杜仲一两　苏木一两，共十八味捣成末药，酿酒泡，每服一钱二分。

左手前受伤用此方：羌活一钱　乌药一钱五分　丹参二钱　赤芍二钱　枳实一钱　碎补四钱　泽兰三钱　枳壳一钱　川乌一钱　桃仁二钱　青皮一钱二分　红花二钱　木香八分　厚朴一钱　郁金二钱。

跌打药方：积鱼六分　生姜二两　葱一把　香粉五钱　古月一把。

跌打血出不止，刀斧所伤敷药：儿茶三钱　乳香

（去油）二钱　象皮（切片，用麦粉炒，去粉不用）三钱　龙骨五钱　没药（去油）二钱　然铜（醋制）三钱　琥珀一钱五分　麝香五分　石膏一钱五分　朱砂一钱　珍珠一钱　冰片五分　血竭三钱　川羌三钱　血丹一钱，各为末调敷。

接骨膏神效：土鳖四个　当归三钱　广木香一钱　碎补二钱　川乌一钱　然铜（制七次）二钱　乳香一钱　没药一钱　血竭二钱　三七五分　肉桂五分　红花一钱　赤芍二钱　虎骨三钱　古铜一钱三分，酒煎服，三贴后加减。

凡跌损伤戳点伤内用：羌活五钱　葱白一把　草乌二钱　当归五钱　半夏五钱　南星五钱　木香二钱　红花五钱，捣成末，敷伤处立效。

跌打损伤，破脑经风，乍寒乍热，牙关紧闭用，十死一生，急治可效：麻黄一钱　天麻一钱　细辛一钱　芥子一钱　羌活一钱　僵蚕一钱五分　半夏一钱　橘红二钱　川芎一钱　南星一钱　前胡一钱　赤芍一钱　枳壳一钱；结胸加瓜蒌仁、郁金、独活等分，好酒煎，吃下出汗为度，潮热不退，用水煎服。

桃花散：亦系刀巴药。血竭二钱　羌活一钱　古石灰五钱。

刀疤药方：乳香三钱　血竭二钱　古石灰五钱　羌活一钱　没药三钱　石膏五钱　儿茶三钱。

生肌散：乳香八钱　没药八钱　血竭五钱　龙骨（煅）二两　象皮（制）二两　陈皮二钱　海螵蛸二两

赤石脂二两，共为细末听用。又方：赤石脂五钱　乳香二钱　没药二钱　全蝎三分　麝香一分　寒水石五钱　轻粉二钱　血竭一钱　飞丹五钱　密陀僧三钱　共为细末，敷患处。

治难产方： 酒酿　麻油　蜜糖　童便各一茶盅，共和匀，温服即产，母子并寿。

吹口散方： 黄连一钱五分　黄柏一钱五分　冰片三分　硼砂三分　药珠一分　人中白（火制）三钱　青黛三钱　苏薄荷二钱　明雄一钱。

口舌生疮： 黄连　冰片　黄柏各三钱　硼砂二钱　青黛一钱　枯矾五分　人中白（过火）四钱，共为末，先湿布去疮上白屑处。

头上疮： 黄连　黄柏　黄芩　大黄　滑石各五钱　五倍子一钱五分，共为末，青油调搽。

杨梅疮： 川芎　威灵仙　蝉退　大黄各二两　麻黄六钱　羊肉（净）一斤，切碎，水八碗煮去烂肉，用汤煎药三碗，三次吃，上身多饱服，下身多饥服，一至三服立效痊愈。

点杨梅方： 杏仁（去皮尖）二钱　轻粉一钱　冰片少许，共为末，用猪骨髓调点上。

太乙膏： 当归三两　赤芍三两　肉桂二两　白芷三两　象皮三两　大黄三两　玄参三两　生地三两　乌药三两，用麻油三斤。

升丹： 明矾八钱　朱砂二钱　水银五钱　牙硝一两，炼成，外加轻粉、冰片，用明矾、皂矾、朱砂、牙硝、水银下，用水一盘，内用砖一块，用纸糊上，用瓦一个盖上，用火。

八宝丹：乳香一两　没药一两　珍珠一钱　玛瑙二钱　龙骨二两　象皮二两　赤石脂二两　海螵蛸二两。又方：珍珠一分　玛瑙一分　月石五钱　朱砂一钱乳香二钱　没药一钱　象皮三分　麝香一分。

二圣散：去瘀开口之神药也，巴豆、连翘，烧存性为末，听用，加雄黄少许。

三品一条枪：明矾二两　白砒一两五钱，入小罐内，加炭火煅，红青烟已尽，起白好，加雄黄二钱四分乳香一钱二分。

点头散：卤砂二钱　血丹二钱，炒过。

拔毒散：即升丹。明雄　朱砂　明矾　水银各一钱铅锡一钱。

铁枯散：半夏　大黄　黄柏　姜黄　芙蓉叶，每样二钱，生用。

跌肿外用：半夏二两　炉底五钱　皂角（生用）五钱，共为细末，加油、食盐。

紫金锭：明雄一两　千金子（去壳、碾去油）一两霜倍子（槌破、洗净、焙干）二两　慈姑（去皮、洗净）二两　朱砂五钱　元寸三钱　大戟（去芦、洗净）一两五钱。

辰砂散、吹口散（红疮）：辰砂一钱　冰片五分人中白二两，共为末，先以灯草汤洗口，再吹药人内。

137

硝矾散、吹口散（白疮）：硼砂一钱二分　明矾五分　冰片五分　珍珠五分　人中白一两，共为细末，先用甘草汤洗口，再吹药于口上。

吐血止方：生地一钱五分　白前一钱　桑皮八分　车前八分；若不止血，加茯苓一钱　丹皮八分　知母八分　泽泻八分　丹参一钱　贝母一钱　牛膝八分　紫苑一钱。

疟疾方：常山　槟榔　艾叶　甘草各一钱二分，到夜黄昏时，用酒煎向东方吃，吃完就睡，次日可止。如或不止，再加一贴，断然止矣。

赤痢散：黄连五分　细陈茶五分　生姜五分，用水煎吃可止。

禁口痢方：蜒蚰三条　乌梅（去核）三个共捣成，分作三丸，如牙关紧闭，撬开放一丸嚼化，即饭粥调治，名为仙丹。

痢疾方：苍术一钱　白术一钱　槟榔一钱　厚朴五分　枳壳八分　陈皮八分　白芍一钱。如唇白，火煨木香五分，共八味，用水二盅，煎一盅，空心服；渣再煎，午后服。如唇白，照方煎服；若唇半红白，加黄芩一钱　黄连一钱；唇尽红，芩连各二钱；如久当用补益方。

水泻方：如冬天，开苞系花煎水吃。

治疟疾三日方：常山　金扁担　雨草掘，三味同煎，露一宿，天早服一次，可以痊愈。又方：常山　红枣用酒煎，逢单日则服，每剂八文。

疟疾长久不愈方：用毛竹节上白消，刮下用酒饮，数杯即愈。又方：生绿豆粉一两　白信八分　常山五钱，共为细末，重者用阴阳水服三分，轻者一分。

小儿急惊方：口歪手撒，用水乌系同盐，贴心中即愈。又方：吐虫，用神曲炒乌为末，水服。

腹痛方：花椒七粒　枣七枚　生姜五片，捣细，用热酒服即愈。如痧痛，用盐泉水一碗同服即好。

裙裥疮方：大云枣肉　砂仁各同捣细，又用辛金贴向肉，有娠孕者可治，无孕不治。

治膈气食方：威灵仙　黑砂糖，用鹅手探吐之，可愈。或用乌梅同威灵仙亦好。

治心气痛方：面粉二钱　葱白三寸，同捣为丸，如梧桐子大，每空心服二十丸，好酒三匙送下，三次即愈，可断根。又方：五倍子一个，将自己头发三分装入倍子内，火煨存性为细末，米饮送下，或酒送下，远近皆效。

小儿呕吐不止方：柿蒂数个或柿饼上连蒂尤妙，右煨水煎，即止。

治小儿消食常服妙方：六神面（炒）　陈麦芽（炒），共为末，每日白滚水送下三次，小小儿每次一茶匙。

治小儿皮黄腹大疳积方：大人黄疸症亦效。青矾（醋炒）陈老米一升，炒为末，再用黑枣一斤，水炊去核，将枣肉捣烂，合前药成丸，如绿豆大小。小儿日服三五七分，看大小服，至二两愈；大人日服三钱，服四两痊愈。不宜吃荤。

治小儿虫积方：苦楝根（有子用，无子者不可取），取东行根连皮，略阴干，浓煎。量儿虚实带热服之，其虫必下，每服作二三次吃。又方：使君子（去壳）十余个，切碎入鸡蛋内搅匀，煎热吃蛋，其蛔虫亦出。

治肿毒初起：当归八钱　天花粉八钱　黄芪八钱生甘草五钱，水煎服愈，不退再吃。又方：土三七醋磨，搽即消。

治小儿天泡疮方：用蚕豆壳烧灰，涂即愈。

治蜈蚣咬方：桑叶和盐捣汁敷之，立止痛。又方：蜘蛛放患处，食血水即愈。又方：用香油灯草火烧，即好。

治火眼方：取竹（簪）竿上白消，点人眼即好。又方：盐打水洗，即好。

治猪瘟方：槟榔二钱　草果二钱　苍术用鲤鱼同煮汤，灌下立效。

治不生虱蚤方：十二月、丙子、戊子，晒被铺席，来年不生蚤虱。收烟叶铺床底，可除臭虫。

治蜂叮：野苋菜捣烂，敷患处，即好。

治疔疮方：剪人指甲，用新瓦焙干黄色，研细末，用针挑破疮，将末搽上，即流水止痛，立愈，俱（一切）疔毒皆效。又方：甘菊花一握，捣汁一升，服之即愈。

治发背疔疮诸般毒奇法：川归　陈皮　贝母　猪牙皂角　白芍药　木通　天花粉　乳香　金银花　川山甲

（炒）蝉退　白芷　防风　灯草节，以上各一钱，用酒水各一盅煎服，其渣捣碎，用秋过芙蓉叶末一两捣匀，敷肿处，如燥干，用蜜水润之，此药一服见效，不必第二服。

　　眼睛痛方：白蒺藜二钱　池菊一钱　赤芍八分　蝉退三个　红花三分　元参一钱　枳壳八分　木贼一钱　荆芥一钱　桑皮一钱二分　根生二钱　连翘一钱　车前子一钱二分　粉草三分。又方：防风一钱　蝉退八分　连翘一钱　木贼一钱　甘菊一钱　荆芥八分　白芷一钱　薄荷八分　甘菊一钱　连翘一钱　车前子八分　归尾一钱　赤芍二钱　川柏一钱　红花八分　麦冬一钱，水煎服。又方：防风一钱　归尾一钱　枳壳一钱　净菊一钱　独活一钱　木贼一钱　石蒺藜一钱　连翘一钱　白芷八分　甘草五分　决明子八分　白豆蔻三粒。又方：熟地五钱　当归二钱　丹皮一钱　枸杞二钱　泽泻一钱　防风一钱　云苓一钱　山药一钱　池菊一钱。

　　吐泻方：藿香一钱　木香八分　赤苓一钱　附子八分　苍术一钱　钩藤二钱　白蔻八分　丁香三分　吴萸五分　泽泻八分　炙草八分　加葫芦叶二钱。

　　胃火上冲：川厚朴（炒）二钱　麦芽一钱五分　广陈皮八分　泽泻一钱五分　山楂一钱五分　金双石斛一钱五分　木通一钱五分　黄芩一钱五分　加陈米一撮，干荷叶八分。

　　目疾方：初起有风者，不可用凉药。羌活一钱五分　防风一钱　川芎一钱　蔓荆八分　白芷八分　柴胡八分

141

甘菊八分　甘草五分；有泪多加苍术　夏枯草；有翳加蝉退　木贼。

目疾热多经久不愈者：黄芩一钱五分　生地一钱　丹皮八分　归尾八分　连翘八分　甘菊一钱　柴胡八分　黄柏八分　赤芍八分　甘草五分。

血虚头痛方：女人多犯此。当归　白芍　熟地　柴胡　白芷　川芎　蔓荆　甘草。

调经方：血虚退后者。当归二钱　熟地一钱五分　益母一钱　郁金八分　川芎八分　白芍八分　香附八分　甘草五分；脾虚，加山药茯苓焦木；寒甚者，加肉桂一钱。

血热水月先期方：血凝有块带，紫色者为热。当归一钱五分　黄芩一钱　丹皮八分　郁金八分　白芍一钱　益母一钱五分　黑栀八分　生地二钱　甘草五分。

女人积血小腹痛，有块数月不通，或来而少甚者：全当归一钱　红花八分　桃仁一钱　香附八分　五灵脂一钱　郁金一钱　赤芍八分　元胡索一钱　肉桂八分　泽泻一钱　丹参一钱　川芎八分。痛有定所，有块不移，兼头昏腰痛，是蓄血也，此方主之，脉数而涩，初服二三剂，再除桃仁、加养血药。

调经养血莫过于益胜全丸：女人月水不调，或先或后，头昏背胀腰痛，恶寒恶热，而红潮热等症，皆有血不足。砂仁（酒煮烂，末）一两　当归（酒炒）四两　熟地（酒煮烂）四两　川芎（酒炒）一两五钱　酒醋盐水姜葱各一两　炒香附四两　牛膝（盐水炒）二两　丹参（酒炒）四两　白芍（酒炒）三两　白术（陈土炒）四两　茺蔚子（酒炒）四两，用益母草一斤，酒水各半，熬膏和炼蜜为丸，每服二钱。经水后期，小腹疼痛，为寒：加肉桂五钱；经水先期妄行自觉血热，为热：加丹参二两、条芩五钱；若遇经水作痛，乃血凝气滞：加延胡索一两，更有虚甚，数月不通，不得责之蓄血，乃血海干枯，此方亦主之。此方作煎剂甚好，不拘执可也。

女人产后几日，忽潮热口渴，头昏乳痛，恶寒，恶血不行，此血虚之症所致，切不可作风治：熟黄芪一两　全当归五钱　其效如神。

女人乳路壅塞不通，以致肿痛上寒发热，乳内有块：全当归二钱　通草二钱　生熟草芪八钱　用七孔猪一双，先煮炊去油，其汤煎上药，服后覆卧，其乳即通，切不可用穿山甲等药。

伤寒肩背痛、头痛方：羌活一钱五分　防风一钱　川芎一钱　秦艽一钱　白芷一钱　蔓荆八分　荆芥八分　甘草五分；发散后有热，加黄芩　柴胡　黑栀　白芍。

头痛方：用风者，白芷一钱　蔓荆一钱　防风一钱　川芎一钱　细辛六分　荆芥八分　菊花一钱　甘草四分；脑顶痛加藁本一钱。

腹痛：分上中下。上属胃气，宜调胃行气；中属肚脐，属脾肾，宜补剂；下属小腹，属肝经厥阴，宜温暖。又分寒热虚实：寒，绵绵不已，无增减，是寒也；热，或作或止是热；虚，手按痛减者是虚；实，手不可按者是实也。

胃气痛：夹寒者，通用此方。青皮一钱二分　吴萸一钱二分　川椒八分　香附二钱　甘草八分　澄茄（炒）一钱　白芍二钱　郁金一钱　白蔻八分。

胃气：夹热有食者，用此方。黑栀八分　赤芍八分　青皮一钱五分　神曲一钱　厚朴八分　川楝子二钱　白芍一钱　香附八分　槟榔一钱　热甚者加川连一钱。

腹寒痛，名姜附汤：干姜三钱　熟附三钱，甚者加肉桂一钱，水煎；便溏手足冷，口鼻气冷，喜热畏寒，脉沉细无力，是寒也，此方用之。

腹热痛，名清中汤：香附一钱五分　陈皮一钱五分　黑栀八分　川楝八分　甘草一钱五分　川连（酒炒）一钱，舌燥唇干，便闭喜冷畏热，脉洪大有力，是热也，此方用之。又方，芍药甘草汤：白芍（酒炒）三钱　甘草一钱五分　川连一钱，治热痛如神。

腹食痛，名保和汤：麦芽一钱　山楂一钱　葡子一钱　厚朴一钱　香附一钱　甘草五分　连翘五分　陈皮五分，水煎；痛处手不可扪，心胸胀闷，恶心，舌酸嗳腐，肺脉紧滑，此方主之。

痛在小腹，气痛欲死，俗名小肠汤：附子八分　吴萸一钱　葫芦巴一钱五分　破故纸八分　大茴八分　川椒八分　橘子核一钱　炙草五分，此方偏坠亦可用，甚者加肉桂一钱。

阴症痛闷欲死：附片八分　吴萸一钱五分　炙草五分　川椒一钱　大茴一钱　肉桂一钱　干姜一钱；寒战咬牙，舌短缩阳（阴茎），此方主之。若服药不速，不可救矣。

腰痛：有风兼转筋，身不得直，遂用此方主之。羌活一钱　秦艽一钱　杜仲一钱　续断一钱　当归一钱　破故纸八分　防风一钱　香附八分　甘草五分。又方：破故纸一两　核桃十个，破故纸炒研细末，将核桃破开，肉同研，仍装入核桃壳内煨熟，冲酒服一枚，立效如神。

脚风痛：羌尖一钱　防风八分　牛膝一钱　木瓜一钱　官桂一钱　海风藤二钱　苡仁二钱　当归一钱五分　川芎一钱　炙草五分，酒煎服。

手风痛：桂枝一钱五分　防风八分　当归一钱　秦艽八分　川芎一钱　丹参一钱　羌活八分　白芷八分，酒煎服。

脾虚腹痛：焦术一钱　云苓一钱　山药一钱　谷芽二钱　砂仁五分　苡仁二钱　木香八分　神曲八分　白芍八分　炙草五分　陈皮八分　通曲六分，此方能健脾胃，煎可服，末药亦可用。

小儿虫痛方：使君子一钱　川楝子一钱　鸡金一钱　厚朴八分　陈皮八分　神曲一钱　乌梅八分　槟榔八分　五谷虫八分。

水肿：或过食生冷，以致遍身浮肿有光亮，小便少，不喜饮食，是蓄水也。按其脉，必尺细无力。茯苓皮二钱　泽泻八分　大腹皮一钱　姜皮八分　苍术一钱五分　厚朴八分　桑皮一钱　车前八分，甚者加黑豆二钱　肉桂一钱。

气虚中满：用白术兼治鼓腹，更宜以六君子汤佐

145

之。白术二两　茯苓二两　陈皮一两五钱　神曲一两五钱　通曲一两一钱，用荷叶陈米煎水作丸，每服三钱。

六君子汤：此方治脾虚湿痰极有效。人参一钱（狮头党参代替）　陈皮八分　茯苓一钱　白术一钱　炙草五分　半夏一钱，加姜一片　枣二枚，水煎服。

胀满浮肿，自腹起至四肢者，可治；自四肢起至腹者，难治，以其潮入内也，先后天皆亏，用药宜顾脾肾为主，金匮肾气丸主之，服此药必救，此方能见功。

金匮肾气丸：熟地四两　泽泻一两　黄肉一两　肉桂一两　山药一两　丹皮一两　附子七钱　牛膝一两　茯苓四两　车前一两，初用煎剂，病不加重，再合丸料。

时眼愈后、补剂后不犯：当归一钱　熟地一钱五分　丹参一钱　麦冬八分　菟丝子一钱　柴胡八分白芍八分　甘菊一钱　刺蒺一钱　甘草五分。

火眼药点方：用土黄柏根洗净，将皮刮下，春细，再用蜜糖拌匀，一同略研稠蜜内，用纸包，外用黄泥糊住，火内煨热，取出细布绞出法来，收在瓷器瓶内听用，点一二次，其效立见。

风痰：初起经风咳嗽是风痰，其痰易出，宜祛风化痰；

火痰：阴虚火旺，有嗽少痰是火痰，宜补阴为主；

虚痰：脾虚生痰，不能运行，宜健脾治痰，不理脾非其治也；

湿痰：脾胃受湿生痰，亦当燥脾以去其湿，其痰自愈；

痰涎：名为饮痰，其稀如沫，亦因脾上素亏，不能运化所致，故饮积胸中，甚为患也。

治法：姜汁拌半夏，去风痰、湿痰、痰饮；贝母（去心）去燥痰、虚痰；瓜蒌仁（去油）去火痰。凡药若错用，非惟无益，而反有害也。

痰晕：不省人事，口流涎沫，喉锯声。无论老幼，多有犯此者，急以鲜姜捣汁灌之，俟稍苏，再用药为妙。其痰若闭塞不行，用鸡毛探之使吐，比药力更速矣。

风痰咳嗽：防风八分　前胡一钱五分　半夏一钱陈皮八分　苏叶八分　桔梗一钱　杏仁一钱　橘仁八分甘草五分　姜一片，头痛加白芷、川芎。

阴虚火旺、潮热嗽方（久不愈者）：贝母一钱二分茯苓二钱　山药二钱　北杏仁一钱　橘红八分　小生地一钱　石斛一钱　紫苑一钱　百部八分　甘草五分　枇杷叶（蜜炙）一钱，如兼吐红，加藕节三个，童便一杯。

久嗽不愈（已经散过者，用此方）：桔梗　白前橘红　杏仁　百部　紫苑　甘草　苏根，有火嗽出血者，加黄芩一钱。

哮喘咳嗽：苏子一钱　葡子一钱　杏仁一钱　白芥子一钱　桔梗八分　橘红八分　甘草五分。

寒痰：党参一钱五分　半夏八分　白术一钱　广皮八分　炙草五分　茯苓一钱　加姜、枣。

147

痰饮：小半夏加茯苓汤，半夏（姜法炒）三钱　炙草一钱　茯苓三钱　生姜三片。

虚痰：兼脾有湿者。焦术一钱　茯苓一钱　山药一钱　川贝八分　杏仁一钱　半夏八分　苡仁二钱　广皮八分　炙草一钱　加姜枣，此方半夏、川贝并用，亦有见非夹杂也。

痰饮：此名神术丸。用芽山苍术一斤，泔水浸一宿，切片。芝麻二三合，春出浆来，拌仓术，待干，然后煮北枣一百枚，同捣为丸，其效如神。每服三钱，米汤下。

不得卧：温痰壅塞，神不得安，其症呕恶气闷、胸膈不利。用二陈汤导去其痰，其（不得）卧立至。陈皮一钱　茯苓一钱　炙草五分　半夏一钱　加姜二片　枣二枚，水煎。

水泄：此方多用利水药，治泄不利水，非其治也。苍术一钱　泽泻八分　猪苓八分　厚朴八分　白芍八分　陈皮八分　扁豆二钱　车前八分　甘草五分，加陈皮、一撮；腹痛加木香八分　香附八分。

伤暑作泄：脉必浮濡无力。香附八分　苍术一钱　香薷一钱　泽泻八分　陈皮八分　霍香一钱　茯苓皮一钱　厚朴八分　加荷叶二钱。

伤食暴泄：苍术一钱　神曲一钱　枳壳八分　炙草八分　厚朴八分　槟榔八分　陈皮八分　麦芽一钱　山楂一钱　猪苓八分，加干姜一片。

五更肾泄：命门火衰，不敌一夜阴寒，每至五更而泄也。四神丸主之：破故纸（酒浸炒）四两　　吴萸（盐水拌炒）一两　　五味子（炒）二两　　面粉裹煨，肉蔻.（去油）二两，右（上）药加姜八两，煮北枣一百枚，煮烂为丸。夜卧盐汤吞四钱。若早服，不能胜一夜之阴气也。按此方，虽治五更肾泄，然虚寒之人，久泄不愈，即非五更泄，此药亦多见功。若迟延津液益枯，其药燥烈，亦不能服矣，慎之慎之。

火泄：痛兼泄，痛一阵泄一阵，名协热自利。黄芩白芍药汤主之，黄芩（酒炒）二钱　　白芍（炒）二钱　　炙甘草一钱，水煎服。意取白芍之酸以敛之，甘草之甘以缓之，而痛泄可止矣。

戊己丸：治有热而泄，兼吐酸水，其胸中如一瓶醋者。黄连（酒炒）四两　　白芍三两　　吴萸（泡炒）二钱为末，神曲为丸，米汤送二钱。

痢疾（通用）：黄芩一钱五分　　香附八分　　木通一钱　　赤芍一钱　　猪苓一钱　　赤苓一钱　　连翘八分　　厚朴八分，腹痛加木香，冲服八分。

红痢：黄连（酒炒）八分　　黄芩一钱　　车前八分黑栀一钱　　甘草五分　　川柏一钱　　麦冬（去心）一钱泽泻一钱　　陈皮八皮。

白痢：茯苓二钱　　花粉一钱　　苍术八分　　木通八分香付一钱　　白芍一钱　　枳壳八分　　厚朴八分　　槟榔八分甘草五分，腹痛加砂仁一钱。

治水泄后微浮肿方：苍术一钱　　泽泻八分　　木通八分　　苡仁二钱　　赤苓一钱五分　　扁豆五分　　黄芩八分

白芍八分　连翘八分　甘草五分　加陈米一撮　荷叶一钱。

脱肛：久泄久痢后，肛门脱落不收，此气血二亏，须用提摄之药，兼补为要，外用香油以润之。黄芩（炙）一钱　升麻三分　柴胡八分　焦术一钱　当归一钱　丹参一钱　党参二钱　茯苓一钱　炙草五分　白芍八分。此脱肛之甚者，若小儿患此不久即会收入矣，不必用此大补。

冷疯药酒方：黄道兼根　毛草根　五加皮根　木香牛膝以上各一两，俱生熟各半，好酒五注煮服，或作咀片，煎酒服可也。

治风痛末药方：不论手足腰膝疼痛，不能卧者，老幼俱可服。草乌可用烧酒煮过，晒干为末。苍术　甘草各一两为末，好酒下二钱。又方：加郁李仁五钱，下身加牛膝五钱。

生肌散：能治一切肿毒，久不收功者。大黄八钱，分作八包。用好铅粉（淘净）三钱，每一包大黄，入粉一次炒，不令焦，作八次炒完，去粗渣，为细末搽之。

牙痛方：风虫并治。细辛一钱　铜绿五分　荜茇雄黄明矾　川椒各三分　蓖麻子七粒　右（上）为末，面糊丸，绿豆大。每用一丸，咬患处，立止痛。

帘疮方：用桑树嫩根皮，槌极细作饼，以甘草、汤洗疮贴之。如不收口，用此稞粽同捣，作饼贴之。

敷肿毒方：蛇梦草洗净捣碎，醋调敷效。

坐板疮方：槟榔一个　硫黄二钱共为末，将疮抓破，香油调涂。

痰火方：寒水石五钱　鹅管石五钱　款冬花五钱
雄黄二钱　桂皮五钱　共末，五更床上，用鹅毛管装，
再人口吸进喉中去即愈。四季加减用。

治噎症：用射干生者，洗净捣碎，用酒酿浸，空心
热服，吐出数次，即愈。其药叶似葱根、似生姜样。

杨梅疮：芝麻一两　核桃肉三钱　槐花一两　轻粉
五分共末，饭丸，梧桐子大，每服三十丸酒下，不忌口。

又补药方：肉苁蓉一两　韭菜子一两　白芍药一两
熟地一两　白术五钱　人参三钱　茯神一两　远志一两
知母一两，水煎服。

搽杨梅疮：铜绿　轻粉　胆矾　儿茶　雄黄各五分
为末，不可做一次搽，搽好数个，又搽。

四君子汤：治气。人参白木茯苓甘草。

四物汤：治血。当归三钱　白芍一钱五分　熟地五
钱，气滞加香附一钱　砂仁五分，水煎。

二陈汤：治痰。半夏　白茯苓　陈皮　甘草。

平胃散：苍术　厚朴　陈皮　甘草　夫脾胃为人一
身之主，气不足者，最多用补中益气为妙，只要认得
虚实。

补中益气汤：人参　黄芪　陈皮　当归、炙甘草
白术升麻　柴胡　共八味。伤寒一病，疾之总合，虽有
七十二症，一百二十方，皆不能外出气血痰火，而脾胃
则其本领也。伤寒不理脾土，无以执持，要知得是寒
部、是风部，用药抑且变症多端。若服药去病，九味羌

活汤最稳；若腹痛则用五积散好，不可妄行妄下。

九味羌活汤：羌活　苍术　防风　细辛　白芷　黄芩　川芎　生地　甘草　姜葱，水煎服。

五积散：枳壳　当归　川芎　白芍　陈皮　半夏　茯苓　干姜　官桂　麻黄　黄芩　桂枝　白芷　苍术　甘草　干葛　香附　生姜。

小儿吐乳：用田中蚯蚓泥为末，米汤调下。

一儿鹅口不能吃乳：用地鸡研水涂。地鸡，即砖下灰色扁虫多足者便是。

一儿口疮：用吴茱萸醋调贴两足心，移夜即愈。

一儿牙疳：用白矾装于五倍子内，合烧为末，敷之即愈。

一儿诸热惊病：用青黛水研服。又方：用蜂窠大者水煮，浴儿，日三四次。又方：治小儿惊痫，似有痛，而不知，用雄鸡血滴人口中。又方：用燕屎煎汤洗浴。

治小儿惊啼：用乱发烧灰，酒调服。儿夜啼，用灯草烧灰敷乳上吃乳，灰下灯花尤妙。

治小儿不出牙齿：用雄鼠屎廿一粒，每日用一粒，楷牙根上，用尽数自生。两头尖者是雄屎也。

治儿脱肛：用蓖麻子四十九粒，研烂，水拌作饼，贴顶上发心中，随收起，立效。又方：用葱汤，令软芭蕉叶托上。

治儿遗尿：用鸡肫肠一具，烧存性，猪胞一个，炙焦为末，每服一钱，酒下。男用雌鸡。女用雄鸡。又方：乌药为末，服二钱，饭后汤调二服。

伤寒咳嗽：半夏　红橘　用姜煎，研烂，白矾、蜜调下。

治难产：只寻路傍臭草鞋烧灰，酒下，效。

骨头打碎：寻破小鞋，火里烧灰，油和贴。

血痢：湿纸包盐火上燃，研碎三次，调粥饮，即时安。

眼泪流：腊月寻桑梢头不落叶，煎汤洗。

鼻血不止：头发烧灰，竹管轻吹鼻内去，此方吃了似神仙。

牙痛：大戟烧来痛处咬，各方留下不虚传。

远年咳嗽：但用款冬花作末，烧香口吸便安然。

小儿骨痛：寻取水蛇皮一个烧灰，油拌敷痛边。

帘疮：若能会取牛啼甲，烧灰油拌敷患边。

咬风虱：水鳖　川芎　雄黄，减半共调，匀用蜜为丸，烧一粒。

蛇伤：独蒜切片遮患处，艾烧七壮，即见效。

急救自缢：急急扶来地上眠，皂角、细辛吹鼻内，立效。

重舌：秀锁寻来是异方，火内烧红打细末，水调吃下。

脱肛：寻取蜘蛛烧得烂，涂调肛上立见效。

乍寒乍热：窗上蜘蛛寻数个，将来系在脉门边。

双鹅：牛膝、山根自然汁，男左女右鼻中吹，先用水擂成药了，酒调一服病皆除。

月信不通：鼠粪烧灰立见功，热酒调时逢匾散，一

153

服效。

赤白痢：七个乌梅七个枣，七个栗壳七寸草，更加灯心酒共煎，赤白痢疾立时好。

妇人乳少：川山甲五钱研碎，米泔连饮乳流来。

奶疮肿痛：焦炒芝麻细细研，灯盏油调涂上面，除脓消肿，即效。

胎前疟疾：急取夜明砂三钱，空心为末茶调吃。

崩漏：妇人崩漏下血多，管仲炒来细末和，每服三钱　酒醋下，仙方救世有神呵。

走马牙疳：红枣抱信火中飞，研细为末贴牙上，好。

头风：芎、芷、石膏三味强，细末三钱　热茶下，当时吃了，即愈。

自汗不止：防风末、浮麦煎汤，服二钱；不愈，更用牡蛎散，二方效。

人多忘事：若人多忘事，远志及菖蒲，每日煎汤服，心通万卷书。

五果所伤：五果味冷热，身向火边寒，朴硝用一两，一泄自然安。

呃噫：忽然患呃噫，川椒生面丸，醋汤吞十粒，仙方不妄传。

伤痛：伤寒忽觉甚，半两好茱萸，热水空心服，此症立时除。

头空痛：忽然头空痛，细研马牙硝，苏合安鼻上，清爽自然安。

赤眼：赤眼开不得，宣州好黄连，驴奶浸来点，妙法不虚传。

目翳：眼中生白翳，肝脏良成虚，兰香七个子，煎服立除之。

小儿疟疾：小儿生疟疾，乌猫粪最灵，桃仁用七个，煎服立时平。

咳嗽：咳嗽如不止，须用干浮萍，捣和煎服吃，此病立时宁。

刀伤：忽然刀斧伤，黄丹共白矾，生肌兼止痛，不好点三番。

疟疾：乌梅只四颗，二钱好常山，烂研酒调下，得吐即为良。

恶疮癣：一切恶疮癣，驴粪烧作灰，频频搽疮口，方效不须疑。

足筋急痛：二足筋急痛，生姜捣半斤，烂研如膏贴，出入免灾遁。

小便不下：小便如不下，莴苣捣如泥，将来脐上贴，免得受灾危。

回虫寸白虫：回虫与寸白，或病损其身，蜂窠酒调下，不验或非真。

头上干湿癣：用好白矾酒调，涂一次即愈。

反胃：若人反胃病，干柿二三枚，捣匀好酒服，效验有如神。

鼠咬：忽被鼠咬伤，毒气肿难当，猫粪调咬处，即得不成疮。

痔疮：痔病胡荽子，半碗研熬强，每服三钱　重，酒下最为良。

蜈蚣咬伤：蜈蚣蛇蝎伤，须用真雄黄，生姜汁调贴，止痛自然康。

大便小便血：如人患此症，或前或后来，寄奴为细末，茶调免受灾。

血汁不止：血汁如不止，驴粪烧作灰，取之加鼻内，其血当时回。

疔疮：疔疮和发未遇医，浓研金墨涂四维，猪肚木煤（炭）安顶上，来朝一似鬼神移。又方：用南木香一两，同黄藤菜根捣细，酒服效。

阿魏化痞散：川芎　当归　赤茯苓　白术　红花阿魏鳖甲尖（醋炙研）各一钱　大黄（酒炒）八钱荞麦面（微炒）一两，右（上）共为末，每服三钱，空心好酒一茶盏，调稀，服三日后，腹痛，便出脓血为验，忌生冷腥荤等件。

化块方：生黄芪一钱五分　当归一钱　川芎一钱巴戟天八分　远志肉一钱　青皮一钱　赤芍一钱　丹参一钱五分　防己一钱　生甘草八分　加桑枝二钱，酒炒。

头痛奇方：生姜一片破开，入雄黄末于内，纸包煨热，贴两太阳，即好。

偏正头风：猫尿滴耳，即效。左痛滴右耳，右痛滴左耳，满头痛滴两耳，姜擦猫鼻，即尿。

眼目昏花：黑豆一升　枸杞四两，同煮取豆食之，神效。

烂弦风眼：红枣二个　青矾一分，蒸水洗眼即好，火眼、时眼皆治。

飞丝入眼：雄鸡冠血滴目即安，沙尘人目亦治。

目起翳障：乌贼骨细研，和蜜点之，即去。

耳聋不闻：用龟尿滴耳即好，放龟于薄荷叶上即尿。

虫入耳中：用香油滴耳即出。

耳痛不忍：用铁刀磨水滴耳即愈，又用芭蕉根捣汁滴之尤效。

耳出脓血：明矾、龙骨各煅一钱　为末，吹耳即效。

鼻血不止：乱发一丸　乌梅一个，烧灰吹鼻即止。

喉口气顿：砂仁嚼吞即好。

立止牙痛：荔枝肉包盐块，火煨为末，擦之即止。

牙根出血：黄柏煎水漱口即好。

咽喉肿痛：雄黄　燕子泥为末，烧酒和饼，敷喉即消。

双单二蛾：头上旋发，内有血泡，用针刺破好，红苋菜根烧灰吹喉。

治翻胃方：九节菖蒲切片烧灰，每服一钱，烧酒送效。

膈噎神方：姜汁、韭汁、人乳和匀，早晚频饮，神效。

立止呕逆：胡椒五钱　绿豆一两同煮，炒去椒，用豆为末，姜汤服下，即止。

远年顽癣：生半夏磨醋，擦之即效。

男妇汗斑：硫黄二钱 胆矾五分为末，鸡蛋清调，青布包搽，立效。

吐血不止：扁柏叶捣碎，焙干为末，每服三钱，食后汤米下，一月即好，除根。

男妇气痛：男用青木香，女用南木香，为末，烧酒调服，即愈。

久疟不愈：首乌一两煎汤，临发日早向东，温服即好。

误吞铜钱：食苎麻自化。

误吞铁针：蚕豆同韭菜煮食，自下。

误吞木屑：铁斧磨水，饮之即下。

吞发绕喉：自己的乱发烧灰，白汤下之，立愈。

鱼骨横喉：食橄榄自下，用核磨水饮亦可。

凡中虫毒：石榴皮煎汁饮之，即解。

鸡猪骨哽：用旺犬口涎滴喉即下，悬吊大脚，从口即出涎。

中砒霜毒：人尿粪汁、羊血、鸡血，炼屎食之即解。

中盐卤毒：饮生豆腐浆，或红糖调冷水，均解。

中菌蕈毒：黄土调水灌之立解，绿豆、甘草、煎汤能解百毒。

竹木刺肉：鹿角烧灰为末，水调之即出。

针折在肉：鼠脑捣膏，敷之即出。

铳折伤肉：陈腌肉取肥，敷之即出。

毒箭伤肉：饮麻油一盏，其毒自消。

刀斧破伤：旧毡帽口油透者，烧灰，同石灰为末，干渗住血止痛。

跌打损伤：韭汁兑童便饮之，瘀血即散，不受大害。

汤泡火烧：鸡蛋白调，生大黄末敷，石灰水和桐油搽，均效。

绞肠痧症：先将两臂垂将下，令恶血聚于指头，针刺近甲处，血出效。生明矾二钱，阴阳汤冲服，诸痧皆散。

腹痛：小麦杆烧灰，滚水淋汁服之，寒热虚皆效。

治杨梅疮：杏仁五钱　轻粉一钱　朱砂五分为末，猪胆调搽，立效。

麻风奇方：五月五日，取希茜草酒拌，九蒸九晒，米糊为丸，服之渐愈。

瘟疫神散：姜虫五钱　大黄一两　姜汁为丸，并水化服，神效。

蛊胀神方：取西瓜略剐空，将蒜头塞内仍封固，糠片火煨一日，取蒜食之，即好。

心气痛方：扁竹根煎汤，服之即安。

急救疔疮：巴豆磨水，涂之立效。

治漆疮方：韭汁、麻油、盐，和搽立效。

护膜神方：黄腊、明矾各一钱，米汤化服，一切恶疮免毒攻内。

敷消肿毒：芙蓉叶为末，蜜调，中放一孔，恶疮恶肿敷上悉消；蓝叶根皮功同，无鲜即用干。

指患鳅毒：大黄、明矾、石灰为末，鸡蛋白调敷效，蛇头毒亦治。

疥疮奇方：硫黄、信石各研一钱，鸡蛋调，煅干为末，猪油调搽，即效。

自汗盗汗：受汁旧蒲席烧灰，酒兑服即止。

失力黄肿：青矾二两，菜油煮炒为末，陈浓茶为丸，每服五分，茵陈汤下即好。

久年烂脚：糯米饭嚼碎敷六日，每日三换，后用白蜡、猪油熬膏贴之，即效。

夜梦遗精：公鸡膆皮七个，焙干为末，每服一钱，空心酒下即好。

虿大咬伤：鼠尿为末，沙糖调敷神效。

毒蛇咬伤：蚯蚓屎和盐研敷，立效。

花蜘蛛咬：苍耳草捣，汁服渣敷，立好。

乌黄蜂咬：生芋头搽之即好。

蜈蚣咬伤：蒜头磨醋，敷之即效。

人口咬伤：糖鸡尿搽咬处，即好。

治烂脑方：川椒明矾雄黄，香油调搽，立效。

头上软痈：鸡膆皮明矾为末，麻油调搽，即好。

内消瘰疬：蓖麻子大风子乳香楂仁捣并敷，即消。

肾囊风痒：花椒水洗，明矾黄柏甘草、为末，猪膏调搽，立效。

偏坠气痛：荔枝核七个，烧为末，调酒服，即效。

气洗痔疮：尿壶一个，人皮硝一两，开水泡入，借气薰之，并洗即愈。

生肌合口：儿茶　五倍子　松花为末，敷口即好。

男妇脱肛：诃子　龙骨　赤石脂为末，干搽患处，抱人即验。

红白痢症：陈沙芳浓煎汤服，即好；石榴皮煎服，尤效。

痢疾噤口：石莲肉一两，炒为末，米汤下即效。

大便不通：猪胆汁，热酒服之，即通。

小便不通：韭兜煎，水气下阴，即通。

大便下血：槐花、荆芥各炒二钱，为末，酒调服即止。

小便下血：鸡蛋壳田螺（烧灰）　瞿麦（炒）各二钱　为末，酒调服，即止。

止水泄方：车前子炒为末，男服一钱，小儿服五分，开水下即止。

安胎神方：黑鱼四两　老母鸡一只，同炒吃，（习惯性）小产者可保无虑。

催生稳方：当归一两　川芎六钱　荔枝龙眼各十粒，煎服即产。

胞衣不下：朴硝三钱，童便酒煎服，即效。

产肠不收：醋对冷水，喷产妇面，一喷一缩，三喷即收。

产妇血昏：酒壶盛韭菜，热醋泡之，壶口对鼻气冲臰，破漆器烧烟熏之，亦醒。

产妇无乳：鲢鱼、冬瓜皮同煮，食鱼饭汤，乳涌如泉。

退乳奇方：大麦芽炒为末，白汤下四钱　即退。

产妇血气：元胡　蒲黄　灵脂　红花各二钱，煎服即效。

妇人乳痈：蒲公英五钱煎服、渣敷即消。

妇人红崩：棉花子（炒）一两　扁柏叶（焙）三钱，为末，空心每服三钱，酒下，即止。

妇人膝疮：水龙骨（即旧船）　石灰为末，麻油调搽，即消。

妇人白带：干姜　百草霜各五钱　胡椒二钱，为末，每服二钱，酒下即止；又白芷或一二两，用水浸汁，石灰一斤，将白芷放在石灰内，过七日取白芷切片，焙干为末，兑酒服下，即止。

小儿脐风：口含烧酒，对脐吸之，即愈。

小儿惊风：白头蚯蚓斩断，急惊用跳快一段，慢惊用跳缓一段，焙干，朱砂三分为末，薄荷汤下，神效。

小儿夜啼：青黛胆星各一钱，为末，水调服，即安。

小儿重舌：竹沥调蒲黄末，敷舌即消，口疮亦治。

小儿肥疮：黄牛皮烧灰，麻油调搽立效，头面热疮亦治。

小儿稀痘：甘草、银花，煎老鼠食之，可免痘疹之苦。

痘疹成毒：痘毒，用黄豆捣敷；疹毒，用生芝麻捣敷，均效。

小儿吐乳：苏叶　甘草　滑石，蒸服数匙，即止。

治鹅掌风：砂仁　桑叶煎汤，即好。

缠蛇丹毒：蛇皮雄黄为末，麻油调搽，即好。

蚯蚓肿毒：小儿受蚯蚓毒肿，肾囊如水泡，以鸭血涂之即消。

急救溺死：躺倒提上岸，以锅覆地，将溺人脐对锅脐，脚后稍高，以手托头，水出即活。

急救冻死：布包热灰频熨心窝，姜汁和酒温灌即苏。若烘以热火、灌以滚汤，必死。

暑中热死：热土圈脐，人尿其中，姜汤、童便乘热灌之。或置日中，或令近火，即活。若睡以凉地、灌以冷汤，必死。

易胎仙方：雄精一块，三四两重，于三月后佩左胁下，可易女胎为男。

验胎神方：径隔三月不行，用川芎为末，艾叶汤空心服二钱，腹微动是有胎，连服不动，则是血疑。

点面黑痣：石灰放碱水内浸半日，将针刺痣，点上即落。

病人发落：艾叶煎水洗发，带水梳之，即生。

避瘟疫方：日饮雄黄酒一盏，又棉果、雄黄塞鼻，男左女右，不致相染。

治口臭方：香茹煎汤，漱口即好。

行不痛脚：细辛　草乌　防风　荆芥，为末放鞋内，日行长路，足不致痛。

白扇错字：生明矾水，新笔蘸错字上，即去。

油墨污衣：滑石炒为末，渗污处，清冷水洗之，即去。

膏药污衣：热豆腐搽、洗之，即去。

烟屎污衣：瓜子仁嚼细，洗之即去，头垢搽洗亦净。

驱虱奇方：白果　百倍为末入浆内，浆之永不生虱。

驱臭虫方：棉花子和硫黄烧薰即无。

驱跳蚤方：樟脑　信石各二钱　鳝鱼骨一两　为末，包放席下，跳蚤绝踪、臭虫永无。

驱老鼠方：火烧粗香，加桃柳枝各七根，信石、狼毒各二钱，房内薰之，永无鼠患。

治瘟牛方：忍冬藤一斤　青木香四两，煎水灌之，即好。

治瘟鸡方：巴豆二粒，打碎和香油灌之，即好。

治疟疾方：常山一钱　三分槟榔一钱　三分艾叶一钱二分　甘草一钱二分，头夜黄昏时用，酒煎向东边吃，吃完就睡，次日可止，如或不止，再吃一帖必止矣。

治赤痢方：黄连　细陈茶　生姜各称五分，水煎吃可止。

治肉疔方：身上生肉疔，芒麻花搽之就好。

治痔疮方：痔疮痛楚难忍，用梓铜树枝叶，煎汤洗之；或稀莶草连根煎汤洗之，即效。

治汗斑：密陀僧　硫黄各一钱研为末，醋调姜搽立消。

治牙痛方：火硝一钱　银珠一钱　冰片三厘，共为末，痛时搽上即效。

止牙齿痛方：痛时以虎毛插痛处，立止痛。

治落眉发方：眉发坠落，用半夏涂之立生。

飞丝入眼：飞丝入眼而肿者，用头上风屑揩之效，珊瑚屑更妙。

烂脚丫方：冰片五厘　白蜡二钱　滑石五钱　轻粉一钱，共研末，敷患处，立好。

竹刺木刺枪入肉：刮人手指甲末，用红枣嚼烂涂之，嚼生粟子涂之。

治蛇咬方：用柜树嫩枝，捣碎细烂，贴毒上即愈。

蜂叮痛：以野苋菜捣烂敷贴，即效。

狗咬方：用杏仁嚼如泥，涂伤处即愈。

治积块方：鸡肫皮不要见水，焙干碾末，称五分；陈皮去白，称一钱；砂仁一钱八分；酒面五钱。晒干共研为末，每日吃二钱，空心滚米汤调吃。

治乳结方：金银花一两　蒲公英一两，水二碗煎。

治乳痛方：取新鲜蒲公英，连根捣取汁，酒服、渣敷患处，即愈。

两腰患疽名为肾俞：补骨脂（炒）一钱五分　金狗

五、龙源洪氏家传跌打秘方

165

脊（去毛、炒）八分　川芎一钱五分　川杜仲（盐水炒）八分　川断一钱　当归二钱　白芷一钱　净银花一钱　甘草五分　加胡桃（去壳研）一个，水煎空心服；外又用连须、葱白，炒热熨肿处。

解肌汤：广皮一钱　羌活一钱　防风一钱　荆芥一钱五分　葛根一钱　前胡一钱　木通一钱　枯梗一钱　苏叶一钱五分，加葱头三根、姜二片。

小柴胡汤：柴胡一钱　葛根一钱　黄芩一钱　连翘一钱　二分木通一钱　陈皮一钱　花粉一钱五分　砂仁（炒）五分灯心十根。

活血止痛散：乳香一两　没药一两　白芷一两　川芎一两　当归二两　生地二两　甘草五钱　赤芍一两　丹皮二两，共为末，每服三钱，温酒入童便调下。

腹满如鼓：尺脉细，此寒冷所伤故也。扁豆（炒）二钱　淮药二钱　干姜（炒黄）五分厚朴（姜汁炒）一钱　广皮八分　茯苓二钱　泽泻八分　炙草（燥炒）五分。

眼睛煎药方：当归二钱　川芎一钱　白芍一钱　川羌一钱　白芷一钱二分　大生地三钱　苍术一钱二分　木贼一钱　蝉退一钱　黄芩一钱二分加薄荷五分，水煎食后服。又方：白当归二钱　川芎一钱二分　熟地四钱　白芍（炒）一钱　蔓荆二钱　云苓一钱　焦木（真召）二钱　甜党二钱　木贼五分　炙草一钱　加池五分　花木五分。

眼睛煎药方：白芷一钱二分　荆芥一钱　蔓荆一钱

木贼八分　防风八分　归尾八分　红花八分　甘菊八分　谷精一钱　蝉退八分　薄荷一钱　加红苋菜一钱八分，捣同煮。又方：防风八分　当归八分　荆芥七分　生地一钱　赤芍一钱　蔓荆子六分　连翘八分　丹皮八分　红花三分　薄荷七分　车前一钱　蝉退八分　白菊花八分　甘草三分，用葱白三寸　灯心五寸　桑树叶五片。又方：大熟地三钱　密蒙花八分　白蒺藜一钱　当归一钱　蝉退一钱　谷精八分　枸杞二钱　石蟹一钱　炙草一钱　加桑叶五片。又方：小生地三钱　赤芍一钱五分　川芎一钱　白茯苓一钱二分　谷精草一钱　木贼草一钱　归尾八分　红花三分　甘草八分　加白蒺藜一钱二分。

小儿起惊：胆星一钱（天南星亦可）　天麻八分　防风八分　杏仁七粒　甘草五分　苏子八分　半夏一钱　陈皮八分　前胡一钱　桔梗八分　加姜二片。

膏药方：大黄二两　川柏二两　轻粉一两　乳香五钱　水粉四两　蓖麻子五十粒　当归一两　小生地一两　没药五钱　麻油半斤。

健脾末药方：白茯苓一两　赤苓一两　山药一两　苡仁一两一钱　扁豆一两　鸡金八钱　谷虫八钱　神曲八钱　楂肉一两　谷芽一两　炙草五钱　使君子五钱，为末，米汤下二钱。

治脾虚停滞：红党参三钱　茯苓一钱五分　山药一钱五分　炙草八分　楂肉一钱　谷芽一钱五分　扁豆五分　砂仁五分。

167

半日清凉方：青皮一钱五分　柴胡一钱　厚朴一钱　神曲一钱　半夏一钱　黄芩八分　香附八分　木通八分　陈皮八分　甘草二分　加姜一片。

长春膏：冬青子（取自然汁）一碗　生地黄（取汁）一盏，二味慢火熬至半碗，入冬蜜半盏，再煎一沸，又入薄荷末、朴硝各半两，用绵绞滤渣清，瓷器盛之，勿使气出，用点。

眼昏方：用黑羊肝一副，蒸熟去外膜，不见铁，用竹刀切片，去内筋膜，晒干，再用黄连四两　净甘家菊花四两　枸一杞子一斤，共干研末，蜜丸梧桐子大，每服三十四丸，空心、盐酒下。

石胆治眼：用鸡子一个，置于大萝萄内，合为埋于土内，待抽生菜叶，取出鸡子，点眼复明。

治冷风及冷箭方：当归　赤芍　乳香　没药　连翘　金银花　天花粉　皂角刺　牛膝，以上各一钱，水煎服，忌油盐酒，三日服三剂，即愈。

治无名肿毒方：穿山甲（蛤粉炒黄）三大片　甘草节　防风　没药（同乳香一样制）　赤芍　香白芷各六分　归尾乳香（用箭箬皮火炙去油）各一钱　金银花　陈皮各二钱　贝母　天花粉　皂角刺各八分；如在下身加牛膝八分，用生酒一大碗、水一大碗合煎，立试立效；或用两剂，无不神效。

急救丹方：小儿急慢惊风，及中不语，可用洗面肥皂一丸，热水一碗，捣化吃下，起死回生，立验。若香皂多年黑硬者及洗（用）过者，并不可用。其服砒毒之人红，指甲不黑，肚中作痛，用此肥皂吐出干净。如再痛者，加粪清立效。并治自缢及落水，口闭不开，气有未尽，用此肥皂亦能救命。

治杨梅与轻粉漏奇方：川归五钱　雄黄四钱　白及一两　白敛一两　海螵蛸一两　枯矾一两　麝香四钱　射干四钱　乳香四钱　没药四钱　水银二钱　冰片四分　黄丹四钱，右（上）为末，米粉丸如黍粒大，朱砂为衣，日进三服，每服一分三厘，用土茯苓汤下，忌酒色茶醋并猪肉发气之类，七日见效，浑身全愈，屡试果验。但愈后极要忌口，周年之后可也。其土茯苓须要四五十斤，三时用为汤汁服药。据云：药如金价，须宜珍重。

治心气痛仙方：木香　枝子各五钱　千年老鼠屎七个，草药酒煎服。一名紫贝天葵，百发百中。又方：五灵脂一钱　栀子十五个　川芎一钱　乳香没药各三钱，共为末，用生姜汤炮调，作两次服。此方点药，要多些为末好，照分两，系德具县李见寰先生传者。

治蛇咬神方：天星草一味，将草捣碎，用好酒同煎，滚服下即好。其草不可见铜铁锡器，木器不妨。又方：用青油浸灯草咬处烧熏，再用鸡粪合酒即好。

治骨梗喉内仙方：铁甲威灵仙（即穿山甲）三钱，研末，砂糖共酒煎，糖四两、酒二注。请君用一碗，治骨软如绵。

治诸毒初发：不过二三服即消，兼治帝疮。倒抓刺烧灰存性、雄黄一钱，共为细末，每用四钱，酒调服。如疮口破烂，以前药加血竭，轧掺之痛加乳香、没药，收口加龙骨。

刺皮膏：皂角刺　倒抓刺　凿刺各烧土同煎服，加减此二分，试验如神，用之万无一失也。

治难产催生：用独核肥皂烧土存性，每服半分，温酒服一服，不来（娩）二服决下。治紫癫、白癫用附子雄黄各等分，用生姜自然汁调搽。

万安丸：此方补下，起阴发阳、安魄定魂、开三焦、消五谷、益精气、除心中虚热、明目，无所不治。补益气多，能老如童颜，延寿之药也。苁蓉四两　干薯芋　五味子各二两半　杜仲（炒）三两　牛膝（酒浸）　菟丝子（酒浸）　赤石脂（煨）　白茯苓（去皮）　泽舍　山株梗（去核）　巴戟（去心）　熟地黄各二两　附子（去皮）二钱　牡丹皮（去骨）　官桂（去粗皮）各一两，另用苁蓉末半斤，酒熬膏和丸，如梧桐子大，每服五十丸，空心温酒服，忌盐、陈醋之物。服七日，四肢光泽、唇赤貌润、手足热、声音响，是其验也。十日后，长肌肉。其药通中人脑鼻，辛酸不可怪也。又加减法：若要肥，加敦煌石膏二两；失狂多忘，加远志一两；若少津，加柏子仁一两；若阴下湿痒，加蛇床子一两；若进房事，加鹿茸（去毛、酥炙）二两。

治红白痢：陈皮（去白）二两　厚朴（用姜制）二两　白豆仁一两　砂仁一两　苍术（制过）二两　神曲四两　生姜自然汁和曲为饼，晒干复为末，粉甘草三两　麦月三两，共为末，白痢生姜汤下，红痢自然汁下，吐泻生姜汤下（红先），白先用车前草汁，后用生姜汤。

治男妇闪腰：用酒曲二两，烧烟尽，好酒两盅，热服出汗，即止。

合掌丸治疮：樟脑二钱　水银二钱　枯矾三钱　木鳖子（去壳）八个　大枫子（去壳）八个　油核桃（去壳）七个　腌猪油一两，共捣为丸，随时手掌搓喷为妙。

秃鸡丸，暖精育子神效：胆苁蓉（酒浸）　菟丝子　蛇床子　五味子各一两　益母五钱　山药三钱，以上共为末，炼蜜丸，梧桐子大，每服三十丸，空心酒下。

治难产奇方：用杏仁一粒，滚水去衣、剖开，左写日字，右字月字，仍合起，用微麻筋札定，黄酒送下即产。

治女人血出崩立止效方：用远年襮衣，剪领上见人汗气者，烧灰存性，以麻油拌匀，对时酒煎服立止。不吃酒者，水煎亦可，后补药二三贴。

补药方：归身二钱　川芎一钱五分　熟地四钱　白芍二钱　益母一钱　白术三钱　厚朴八分　阿胶二钱　茯苓二钱　陈皮一钱　甘草八分，虚甚者加人参　黄芪各一钱。又方：用多年陈葫芦，打碎烧灰存性，研细，空心打酒送下，酒须用好酒。

产后浮肿：用荷叶烧灰存性，研细末酒调下。

红验保胎方：凡妇人怀孕忽腹痛堕，名曰小产。嗣后受胎，势必又堕。宜于有孕一二个月之后，照方服之，甚效。白苎丝二钱　建莲（去心）十粒　白糯米一撮，同煎成粥，取去苎丝，每早晨食之，至九个月胎安，无虑矣。

治霍乱吐泻方：用杉树放在屋外，日晒雨打者，取其粗壳内细皮一把，加陈棕三钱，水煎汔一大碗，睡一觉。不论有汗无汗，皆好。取木桥上皮更好。

治乳痈，三五日上立消，效方：蒲公英草捣碎，连根滚酒泡服，移时即止痛，服后消散，盖暖睡。

治九种心痛良方：用贴肿毒膏药，买二两来，以细夏布两块，做成二大膏药，再以硫黄二两，研极细末，撒于二膏药上，火烘搨黄尽，贴于心前心后二处。若是气则散去，血则流行，虫则解下，寒则暖，火则降，其妙无穷。若身体虚瘦甚者，只用前心膏药一个，硫黄一两，痛止。

治痢疾丹方：取棉花梗上所开之花的数小枝，同头遍茶芽细谷雨二钱，同煎服，大人用一二盅，小人（儿）用一盅止。后即以五倍子煨黑，同黏米磨粉做粿吃。

赤白痢疾：用包丝花煎酒服之，立效。

水泄方：车前子（焦炒）一钱，为细末，汤服下。

痢疾并水泻同用方：地洞蜂连根花梢取来捣碎，入水煎，红用井水煎服，白用井水并河水煎服，若水泄用河水煎服。

噤口痢：石莲子　川连　木香等分为末。白，姜汤下；红，滚水下。

蛊胀并痢疾方：一名阿弥陀佛丸。用巴豆一百二十粒黑豆二两　杏仁（去皮、尖）一百二十粒用麦麸（炒黄色）半升，三味共细末，用醋面糊丸，如梧桐子大，人大每用十一丸，人小服七丸，以泄为度。红，甘草、汤下；白，姜汤下。

疝气大小子：雄黄　朱砂　乳香　没药　冰片，用鸡子一个，取小眼，将前药研细人内调匀，饭上蒸熟吃。

烂眩眼：铜青（研细）一钱　炉甘石三分，用福建银罐，煅过烧红为末。

心疼方：明矾二钱，饭糊丸，白汤送下效。

寒湿疮方：大枫子（去壳、槌极细）六十个　硫黄三钱，共末。用鸡子一个，真麻油一大盅，先将鸡子打碎，入油煎透，去渣，再下前药末，滚一二沸，取起搽上，即好。

痔疮方：用去渣滚熟豆腐花一碗，砂糖一两，和匀，空心下，常吃自好。

鸡冠痔方：胆矾一钱　面二钱，做饼包胆矾，烧灰存性，为末敷上。

肿毒正起：桑树根　楝树根　杉树根各取皮剁碎，用瓦二片对盖，用火烧，烟熏肿处，即散。

洗疮良方：取腊雪于大瓶，将萝卜捣碎同入瓶内，安于土中，四十九日取出，充水洗疮，立效。

经验救急良方：凡男女心腹绞痛，不得吐泻者，名干霍乱，俗名绞肠痧。须臾杀人，用滚汤半茶盅，井水半茶盅，名阴阳水，调白矾末二钱，探吐去其暑毒。或用热童便，将盐熬调饮亦可。更刺委中穴及十指近甲处，刺出血更妙。勿与谷食，即饮米汤下咽，亦死。

误伤急救：凡人或跌或打，损伤在胸膈不食者，以生猪肉切成细末，将温水送下一钱，即思食。凡人或跌或打，胁破肠出，急以油沫入，煎人参、枸杞汁淋之，连食羊肾粥十日愈。或以冷水喷其面，更妙。凡人刀斧伤指断者，将苏木末敷，用蚕茧裹数日，即愈如故。

一切中毒急救良方：凡中砒霜毒，刺活羊血服。或饮宿粪青，或捣乌桕树根汁服，或捣绿豆汁服，皆验。或用降香末四两，浓，煎服之亦效。凡中盐卤毒：纵饮生豆腐酱，即解。凡中水银毒，以炭末煎汁解之。凡中河豚毒，胡麻油、大豆汁、橄榄汁并解。凡中铅粉毒，以麻油调蜂蜜，如饴糖与服。凡中白果毒，将木香滚水磨汁，人麝香少许，服之即解。或将白果壳捣烂煎服。凡误食金银器，将陈大麦去芒刺，炒研作粉，用黄糖少许拌食，一日三次，每服一盏，三四日解下。仅可吃饭粥、大荤，不可吃汤水。又误吞针者，煮蚕豆同韭菜食，自下。凡被人咬伤，若牙黄入内不出，必烂毒难愈，重者伤命，轻者被咬处必成痼疾，速用人尿浸二三时许，待其牙黄毒出，然后以龟板炙灰，敷之即愈。凡人被蛇咬伤，急于上下伤处札缚，使毒不走散，随浸粪缸内，食蒜饮酒令饱，使毒不攻心。又方：将贝母为末，酒调，尽醉饮之。顷久，酒逢伤处，化水流出。候水尽，以艾圆炙之，或再用去毒药敷之。

通瘀煎：归尾三钱　山楂一钱　香附二钱　红花一

钱　乌药二钱　青皮一钱五分　广木香七分　泽泻一钱
五分，水煎且饮酒。

决津煎：当归三钱　泽泻一钱五分　淮牛膝一钱
肉桂八分　熟地三钱　乌药一钱五分　干姜八分　香附
一钱　红花八分，水煎。

产后：防风一钱　归尾一钱　桂皮一钱　红花二钱
五加皮一钱，吃一二剂，加牛膝一钱。又方：当归三钱
熟地五钱　芍药二钱　川芎一钱五分　柴胡一钱　紫苏
二分。

烧热：熟地五钱　当归三钱　炙草一钱　炮姜八分
附片一钱　苍术一钱　柴胡一钱　川芎一钱，吃一剂。

月水不通：甜党三钱　当归头二钱　砂仁八分　蒸
术二钱　广皮一钱　厚朴（姜汁炒）一钱　炮姜八分
甘草（炒）五分。

调经方：当归一钱五分　官桂八分　泽兰叶一钱
红花五分　川芎八分　青皮八分　香附子一钱五分　元
胡一钱　益母草八分　乌药八分　加艾叶八分。

异传不出天花经验奇方：天麻子（去壳衣、拣肥大
者）三十粒　朱砂（拣明透者）一钱　麝香（拣真净
者）五粒，用上药三味，先将朱砂、麝香研极细末，后
入天麻子共研成膏，于五月五日午时擦小儿头顶心、前
心、背心、两手心、两脚心、两臂湾、两胁共十三处，
俱要擦到，不可短少。擦如钱大，勿使药有馀剩，擦后
不可洗动，听其自落。本年擦过一次出痘数粒，次年端
午再擦一次，出痘三粒，再次年端午再擦一次，永不出

痘。如未过周岁小儿于七月七日、九月九日，依法擦之更炒。男女治法皆同，传方之家不出天花三世矣。

经验疟疾方：此方得自都门，初不深信，后值敝处患者甚多，乃如法治之，效验若神，即立愿施药二十余年矣。此方不敢私秘，刊刻以公于世，惟愿同志者，多刊广布，福有攸归，幸勿轻而忽之。真川贝（去心、研极细末）六两　生半夏（研极细末）六两，五月五日午时和合，铜锅微炒，至嫩黄色，冷定装入瓷瓶，勿令泄气。每服一分五厘，生姜汁一三匙和药隔水炖热。在疟未来，先一时服之即愈。重者再服一次，愈后戒发物、及鸡蛋、南瓜、芋艿等二三月，勿至再发耳。

安胎催生方：李氏存仁家传。凡遇妇人怀孕三五个月，或感冒寒热、胎动不安，及未足月之时，服之即安。如足月当产，不论体之强弱、年之老少，服之即产，其效如神。当归一钱　贝母八分　黄芪八分　紫苏六分　枳壳六分　黄芩五分　白芍一钱　甘草二分　厚朴五分　藿香三分　蕲艾三分　菟丝子一钱四分，以上作一贴，用白水二碗煎熟，热服一二剂或三四剂，自然快生顺产，母子两全。但此药产后切不可服，慎之慎之。此方要以戥子照等分称过方效，不可任意手撮。生下孩儿之后，此药一滴不许入口，曾有误服致不便者，致嘱致嘱。歌曰：当归一钱　芪贝八分　苏壳六分　丝一钱四分　白芍一钱　芩朴五分　藿艾三分　甘草二分。

产后胎衣不下用后方即下：用无名异（为末）三钱，即漆匠所用煎油的千子是也，以鸭蛋白调匀碗贮，次用老米醋一茶杯，热滚和药同服，其胎衣即缩如秤锤样。如或不下，不必惊惶，再服前药三钱，万无一误。

又益母丸：专治胎前产后脐腹作痛，服之即安。益母草取紫花方茎者八两　川当归　赤芍　木香各一两，其益母草不犯铁器，切碎风干，各为细末，炼蜜为丸如弹子，照后汤引，嚼下一丸。

一　胎前脐腹刺痛，胎动不安、下血不止，用米汤或秦艽、当归、煎汤下。

一　胎前产后脐腹作痛作声，或寒热往来，状如疟疾者，米汤下。

一　临产并产后，各先用一丸，童便人酒下，能安魂定魄、调顺血气、诸痛不生、并可催生。以上三方，经试效验。李氏祖传万无一失，更期广相传布。

一方：用益母草半斤　川芎　赤芍　当归　广木香各一两，制为末，炼蜜为梧桐子大，每服五十丸，用好酒或童便、酒，早间送下，服之百日内有孕，其效如神。

凡小儿初生下地，即不啼哭奄奄如死者，急看喉间悬雍前上腭有一泡，速用指甲刺破，急以帛拭去恶血，勿让咽下，即能通声啼哭。

凡小儿初生，气绝不啼，急用绵絮包裹抱在怀中，未可断脐带，将胞衣置炉炭中烧之，捻大纸条醮油点火，于脐带下熏之，盖脐带连儿腹，熏时有火气由脐人腹，更以热醋汤烫洗脐带，须臾气回啼哭，方可洗浴断脐带。

177

凡小儿初生啼哭不出者，须看舌下，若连舌如石榴子，速以指甲摘断之，或用芦苇削作刀割之，微有血出即愈。若舌下血出多者，将乱发烧灰同猪脂少许相和涂。若小儿齿根有黄筋两条，以芦苇削作刀割断，猪乳点为妙。如见口难开，先点猪乳。小儿初生不小便者，急用葱白四寸四破之，以乳半盏煎两沸灌下。

凡小儿初生，大小便不通，腹胀欲绝者，急令妇人以温水漱口，呕儿前后心、并脐下、及手足心共七处，以红赤色为度，即通。

万金不传遇仙丹：专治胎前难产，历经验过。凡产妇累日不下，危急之至，将蓖麻子（去壳）十四粒 明朱砂一钱五分 雄黄一钱五分 蛇蜕一尺烧存性，共研细末，用浆水饭和丸，如弹子大，先用椒汤淋涤产妇脐下，然后将药一丸放于脐中，用纸数重，覆以阔帛束之。若儿头生下，急取去之。

立圣丹：凡产难危急者，用寒水石四两，二两生用，二两煅赤，同研细末，入朱砂五钱同研，如深桃花色。每用三分，井花水调如薄糊，以纸花剪如杏叶大摊上，贴脐心，候干再易，不过三上即产，横生倒生死胎，皆验。

凡产血晕，不省人事。用五灵脂二两半，生半炒为末，每服一钱，白滚汤调下。如口噤者，快开灌之，入喉即愈。

凡有倒产，儿足先下者，因儿在腹中不能得转，故脚先出来，谓之逆生。须臾不救，母子俱亡。若令产母仰卧，令收生之妇推足入去，一恐奇母惊，二恐收生者非精良妙手，反致伤人性命。不若用法，以小绢针于儿脚心刺三五刺，用盐少许涂刺处，即时顺生。又法：盐涂儿足，以指甲搔之，并以盐摩母腹上，即顺。

凡产妇中风，不省人事、口吐涎沫、手足瘈纵，用归身、荆芥等分为末，每服二钱，水一盏，酒少许，童便少许，煎七分，灌之咽即愈。

大补元煎： 治男、妇血气大坏，精神失守，危急等症。此回天转化、救本培元第一要方；此方与后右归饮出入互思。人参（补气、补阳以此为主）少则用一二钱，多则用一二两　山药（炒）二钱　熟地（补精、补阴以此为主）少则二三钱，多则二三两　杜仲二钱　当归（泄泻者去之）三钱　山茱萸（如畏酸吞酸者去之）一钱　枸杞二三钱　炙草一二钱，水二盅，食远温服。如元阳不足多寒者，于本方加附子、肉桂、炮姜之类，随宜用之；如气分偏虚者，加黄芪、白术；如胃口多滞者，不必用；如血滞者，加川芎、去山茱萸；如滑泄者加五味、故纸之属。

左归饮： 此壮水之剂也，凡命门之阴衰阳盛者，宜此方加减主之。此一阴煎、四阴煎之主方也。熟地或三钱或一二两　山药二钱　枸杞二钱　炙草一钱　茯苓一钱五分　山茱萸（畏酸者少用）一二钱，水二盅煎，食远服。如肺热而烦者，加麦冬二钱；血滞者，加丹皮二钱；心热而燥者，加元参二钱；脾热易饥者，加芍药二钱；肾热骨蒸、多汗者，加地骨皮二钱；血热妄动者，

五、龙源洪氏家传跌打秘方

加生地二三钱；阴虚不宁者，加女贞子二钱；上实下虚者，加牛膝二钱 以导之；血热而燥者，加当归二钱。

右归饮：此益火之剂之，凡命门之阳衰阴盛者，宜此方加减主之。此方与大补元煎人互用。如治阴盛格阳、真寒假热等症，加泽泻二钱。煎成，用冷水浸凉，服之尤效。熟地如前方 山药（炒）二钱 山茱萸一钱 枸杞二钱 炙甘草二钱 杜仲（姜制）二钱 肉桂一二钱 制附子一二钱，水二盅，食远温服。如气虚血脱、或厥、或昏、或汗、或晕、或虚狂、或短气者，必大加人参，随宜用之；如火衰不能生土、为呕哕吞酸者，加炮干姜二三钱；如阴衰中寒、泄泻腹痛者，加人参、肉豆蔻，随宜用之；如小腹多痛者，加吴茱萸五七分；如淋滞不止，加破故纸一钱；如血少血滞、腰膝软痛者，加当归二三钱。

男妇通用方：大原支（清水煮极熟）八两 甘杞子（酒炒）四两 菟子饼（酒炒）四两 淮山药（乳炒）四两 归身（酒炒）三两 黄肉（酒炒）二两 云苓（乳炒）三两 杜仲（姜汁炒）四两，各制为细末，炼密为丸，如弹子大。每早嚼服五丸，白汤过口。

五福饮：凡五脏气血亏损者，此能兼治之。人参（心）随宜 熟地（肾）随宜 当归（肝）随宜二三钱 白术（肺，炒）一钱五分 炙草（脾）一钱，水二盅，煎七分，食远温服。或加生姜三五片。凡治气血俱虚等症，以此为主；或宜温者，加姜附；宜散者，加升麻、柴葛，左右逢源，无不可也。

七福饮：治气血俱虚，而心脾为甚者。即前方加枣仁二钱　远志三五分，制用。

一阴煎：治水亏火胜之剂。凡肾水真阴虚损，而脉证多阳，虚火发热及阴虚动血等症；或疟疾、伤寒屡散之后，去汗既多、脉虚气弱而烦渴不止、潮热不退者。此以汗多伤阴，水亏而然也，用此加减主之。生地二钱　熟地三五钱　芍药二钱　麦冬二钱　甘草一钱　牛膝一钱五分　丹参二钱，水二盅，煎七分，食远温服。如火盛躁烦者，入真龟胶二三钱　化服；气虚者，间用人参一二钱；心虚不眠、多汗者，加枣仁、当归各一二钱；如汗多烦躁者，加五味子十粒或加山药、山茱萸；如见微火者，加女贞子一二钱；虚，火上浮或吐血或衄血不止者，加泽泻一二钱、茜根二钱或加川续断一二钱　以涩之，亦妙。

加减一阴煎：治证如前。而火之甚者，宜用此方。生地二钱　熟地三五钱　地骨皮一钱　芍药二钱　炙甘草五七分　麦冬二钱　知母一钱，小二盅，煎服。如躁烦热甚、便结者，加石膏二三钱；小便热涩者，加栀子一二钱；火浮于上者，加泽泻一二钱　黄芩一钱；血燥血少者，加当归一二钱。

秘传走马通圣散：治伤寒阴邪初感等症。此方宜用于仓卒之时，其有质强而寒甚者，俱可用。麻黄　炙草各一两　雄黄二钱，右（上）为细末，每服一钱，热酒下，即汗；或加川芎二钱。

二阴煎：此治心经有热、水不制火之病（故曰二阴），用此方主之。生地二三钱　麦冬二三钱　枣仁二钱　生甘草一钱　玄参一钱五分　黄连一二钱　茯苓一钱五分　木通一钱五分，水二盅，加灯草二十根或竹叶亦可，煎七分，食远温服。如痰胜热甚者，加制胆星一钱　或天花粉一钱五分。

　　三阴煎：治肝脾虚损，精血不足。凡中风、血不养筋及疟疾汗多，邪散而寒热尤不能止，是少阳厥阴阴虚少血之病；微有火者，宜一阴煎；无火者，宜此主之。当归二三钱　熟地三五钱　炙草一钱　芍药（酒炒）二钱　枣仁二钱　人参（随用），水二盅，煎服。如呕恶者，加生姜三五片；汗多烦躁者，加五味子十四粒；汗多气虚者，加黄芪一二钱；小腹隐痛，加枸杞二三钱；如有胀闷，加陈皮一钱：如腰膝、筋骨无力，加杜仲、牛膝。

　　四阴煎：此保肺金精之剂。治阴虚劳损、相火炽盛、津枯烦渴、咳救止衄、多热等症。生地二三钱　沙参二钱　麦冬二钱　甘草一钱　白芍二钱　茯苓一钱五分　百合二钱，用水二盅，煎七分，食远温服。如夜热盗汗，加地骨皮一二钱；如痰多气盛，加贝母二三钱、阿胶一二钱、天花粉亦可。如金水不能相滋而干燥喘嗽者，加熟地三五钱；如汗多不眠、神魂不宁，加枣仁二钱；多汗兼渴，加北五味子十四粒；加热甚者，加黄柏（盐水炒用）一二钱　或元参亦可，但分上下用之；如血燥经迟，枯涩不止者，加牛膝二钱；如血热吐衄，加茜根二钱；如多火便燥，或肺干咳咯者，加天门冬二钱，或加童便亦可；如火载血上者，去甘草、加炒栀子一二钱。

五阴煎：凡真阴亏损、脾虚失血等症，或见溏泄未甚者，所重在脾（故曰五阴），忌用润滑，宜此主之。熟地五七钱、山药（炒）二钱　扁豆（炒）二三钱　炙草一二钱　茯苓一钱五分　芍药（炒黄）二钱　五味子二十粒　人参随用　白术（炒）一二钱，水二盅，加莲肉（去心）二十粒，煎服。

大营煎：治真阴、精血亏损及妇人经迟血少、腰膝筋骨疼痛，或气血虚寒、心腹疼痛等症。当归三五钱　熟地五七钱　枸杞二钱　炙草二钱　杜仲二钱　牛膝一钱五分　肉桂一二钱；如寒滞在经、气血不能流通、筋骨疼痛之甚者，必加制附子一二钱　方效；如带浊腹痛者，加故纸（炒用）一钱；气虚者，加人参、白术；中气虚寒、呕恶者，加焦姜一二钱。

小营煎：治血少阴虚，此性味平和之方也。当归二钱　熟地二三钱　芍药（酒炒）二钱　山药（炒）二钱　枸杞二钱　炙草一钱；如营虚于上而为惊恐怔忡、不眠多汗者：加枣仁、茯神各二钱；如营虚兼寒者，去芍药加生姜；如气滞有痛者，加香附子一二钱，引而行之。

补阴益气煎：此补中益气之变方也。治劳倦伤阴、精不化气、或阴虚内乏，以致外感不解、寒热疟疾、阴虚便结不通等症。凡属阴气不足而虚邪外侵者，用此升

散，无不神效。人参二三钱　当归二三钱　熟地五钱
山药（酒炒）二三钱　陈皮一钱　炙草一钱　升麻
（火浮于上者不必用）三五分　柴胡（无外邪者不必
用）一二钱　水二盅，加生姜六七片，煎八分，食远
温服。

举元煎： 治气虚下陷、血虚血脱、亡阳垂危等症，
有不利归、熟等剂，而但宜补气者，以此主之。人参
黄芪（炙）各三五钱　炙草一二钱　升麻（炒用）五
七分　白术（炒）一二钱，水一盅半，煎，温服。如兼
阳气虚寒者，桂、附、干姜随宜佐用；如兼滑脱者，加
乌梅二个或文蛤七八分。

贞元饮： 熟地黄七八钱，甚者一二两　炙草一三钱
当归二三钱，水二盅，煎八分温服。如兼呕恶或恶寒
者，加煨姜三五片；如气虚脉微甚极者，急加人参随
宜；如肝肾阴虚、手足厥冷，加肉桂一钱。

当归地黄饮： 治肾虚腰膝疼痛等症。当归二三钱
熟地三五钱　山药二钱　杜仲二钱　牛膝一钱五分
山萸一钱　炙草八分；如下部虚寒，加肉桂二钱；
甚者，加附子；如多带浊，去牛膝加金樱子二钱或
加故纸一钱；如气虚者，加人参一二钱、枸杞二
三钱。

济川煎： 凡病涉虚损而大便闭结不通，则硝、黄攻
击等剂必不可用；若势有不得不通者，宜此主之。此用
通于补之剂也，最妙、最妙。当归三五钱　牛膝二钱
肉苁蓉（酒洗去碱）二三钱　泽泻一钱五分　升麻五分

一钱　枳壳（虚者不用）一钱，水一盏半煎，食前服。如气虚者，但加人参、无碍；如有火，加黄芩；如肾虚，加熟地。

归肾丸：治肾水真阴不足，精衰血少，腰酸脚软，形容憔悴，遗泄阳衰等症；此左右归丸之次者也。熟地八两　山药四两　山茱萸肉四两　茯苓四两　当归三两　枸杞四两　杜仲（盐水炒）四两　菟丝子（制）四两　炼蜜，同熟地膏为丸，桐子大，每服百余丸。饥时，或滚水或淡盐汤送下。

养元粉：大能实脾养胃气。糯米（水浸一宿、沥干、浸水炒熟）一升　山药（炒）　芡实（炒）莲肉各三两　川椒（去目，及闭口者、炒出汗，取红末）二三钱，右（上）为末，每日饥时以滚水一碗，入白糖三匙化开，入药末二至三两　调服之；或加四君、山楂肉一二两，更炒。

蟠桃果：治遗精虚弱，补脾滋肾最佳。芡实（炒）一斤　莲肉（去心）一斤　胶枣肉一斤　熟地一斤　胡桃肉（去皮）二斤，右以猪腰六个，掺大茴蒸极熟，去筋腊，同前药末捣成饼，每日服二个。空心食前，用滚白汤或好酒一至二盏，送下此方。凡人参、制附子俱可加用。

王母桃：培补脾肾，功办最胜。白术（用冬术腿片，味甘者佳，苦者勿用，以米泔浸一宿切片炒）　大怀熟（蒸、捣）上二味等分　何首乌（九蒸）　巴戟（甘草、汤浸、剥炒）　枸杞子，上三味份减半，上为末，炼蜜捣丸，龙眼大，每用三至四丸；饥时嚼服，滚汤送下，或加人参，其功尤大。

金水六君煎：治肺肾虚寒、水泛为痰，或年过阴虚、血气不足、外受风寒、咳嗽呕恶多痰、喘急等症神效。当归二钱　熟地三七钱　陈皮一钱五分　半夏二钱　茯苓二钱　炙草一钱，水二盅，生姜三至七片，煎七至八分，食远温服。如大便不实而多湿者，去当归、加山药；如痰盛气滞、胸胁不快者，加白芥子七八分；如阴寒盛而嗽不愈者，加细辛五七分；如兼表邪寒热者，加柴胡一二钱。

六安煎：治风寒咳嗽及非风初感，痰滞气逆等症。陈皮一钱五分　半夏二三钱　茯苓二钱　甘草一钱　杏仁（去皮尖，切）一钱　白芥子五七分加（老年气弱者不用）生姜三五片，煎服。凡外感风邪、咳嗽而寒气盛者，多不易散，加北细辛七八分或一钱；若冬月严寒，邪甚者，加麻黄、桂枝亦可；若风胜而邪不甚者，加防风一钱　或苏叶亦可；如头痛鼻塞者，加川芎、白芷、蔓荆子皆可；如兼寒热者，加防风、苏叶；如风邪咳嗽不止而兼肺胃之火者，加黄芩一二钱，甚者，再加知母、石膏，所用生姜只宜一片；凡寒邪咳嗽、痰不利者，加当归二三钱，老年者尤宜用；若气血不足者，当以金水六君煎与此参用；非风初感、痰胜（甚）而气不顺者，加藿香一钱五分；兼腹满者，加厚补一钱，暂开痰气，然后察其寒热虚实而调补之；若气虚猝倒及气平无痰者，皆不可用此。

和胃二陈煎： 治胃寒生痰，恶心呕吐，胸膈满闷，嗳气等症。炮姜二钱　砂仁四五分　陈皮　半夏　茯苓各一钱五分　炙草七分，水煎，不拘时温服。

苓术二陈煎： 治痰饮水气，停蓄心下，呕吐吞酸症。猪苓一钱五分　白术一二钱　泽泻一钱五分　陈皮一钱　半夏二三钱　茯苓一钱五分　炙草八分　炮姜一二钱；如肝肾兼寒者，加肉桂一二钱。

和胃饮： 治寒湿伤脾、霍乱吐泻、及痰饮水气、胃脘不清、呕恶胀满、腹痛等症，此即平胃散之变方也。凡呕吐等症多有胃气虚者，一闻苍术之气亦能动呕，故以干姜代之。陈皮　厚朴各一钱五分　炮姜一二钱　炙草一钱，水煎温服。此方凡藿香、木香、丁香、茯苓、半夏、扁豆、砂仁、泽泻之类皆可随宜增用之。若胸腹有滞而兼时气寒热者，加柴胡。

排气饮： 治气逆、食滞、胀痛等症。陈皮一钱五分　木香七分或一钱　藿香一钱五分　香附二钱　枳壳一钱五分　泽泻二钱　乌药二钱　厚朴一钱，水煎热服。如食滞者，加山楂、麦芽各二钱；如寒滞者，加炮姜、吴萸、肉桂之属；如气逆甚者，加白芥子、沉香、青皮、槟榔之属；如呕而兼痛者，加半夏、丁香之属；如痛在小腹者，加小茴；如兼疝者，加荔枝核，煨热捣碎，用二至三钱。

大和中饮： 治饮食留滞，积聚等症。陈皮一二钱　枳实一钱　砂仁五分　山楂二钱　麦芽二钱，水煎，温服。胀甚者，加白芥子；胃寒无火或恶心者，加炮姜一二钱；疼痛者，加木香、乌药、香附之类；多痰者，加半夏。

小和中饮：治胸膈胀闷，或妇人胎气滞满等症。陈皮一钱五分　山楂一二钱　茯苓一钱五分　厚朴一钱五分　甘草五分　扁豆（炒）二钱　加生姜三五片，水煎服。呕者，加半夏一二钱；胀满气不顺者，加砂仁七八个；火郁于上者，加黑栀子一二钱；妇人气逆血滞者，加苏根、香附之属；寒滞不行者，加干姜、肉桂之属。

大分清饮：方在寒阵五。

小分清饮：治小水不利、湿滞肿胀、不能受补等症。此方主之。茯苓三钱　泽泻三钱　薏苡仁二钱　猪苓三钱　枳壳一钱　厚朴一钱，水煎，食前服。阴虚不能达者，加生地、牛膝各二钱；如黄疸者，加茵陈二钱；无内热而寒滞不行者，加肉桂一钱。

解肝煎：治暴怒伤肝，气逆胀满，阴滞等症。如兼肝火者，宜用化肝煎。陈皮　半夏　厚朴　茯苓各一钱五分　苏叶　芍药各一钱　砂仁七分　加生姜三五片，水煎服。胁筋胀痛，加白芥子一钱；胸膈气滞，加枳壳、香附、藿香之属。

二术煎：治肝强脾弱，气泄湿泄等症。白术（炒）二三钱　苍术（米泔浸炒）一二钱　芍药（炒黄）二钱　陈皮（炒）一钱五分　炙草一钱　茯苓一至二钱　厚朴（姜汤炒）一钱　木香六至七分　炮姜一二钱　泽泻（炒）一钱五分，水煎，食远服。

扫虫煎：治诸虫上攻，胸膈作痛。青皮一钱　小茴（炒）一钱　槟榔　乌药各一钱五分　细榧肉（敲碎）三钱　吴萸一钱　乌梅二个　甘草八分　朱砂　雄黄（俱为细末）各五分，将前八味用水一盅半煎八分，去渣，随入后二味，再煎三四沸，搅匀，徐徐服之。如恶心作吐，加炒姜一二钱；或先啖牛肉脯少许，候一茶顷，顿服之更妙。

十香丸：治气滞、寒滞、诸痛。木香　沉香　泽泻　乌药　陈皮　丁香　小茴　香附（酒炒）　荔核（煨炭）各等分，皂角微火烧烟尽，为末，酒糊丸桐子大者，磨化服。丸桐子者，汤引下，㿉疝之属，温酒下。

芍药枳术丸：治食积胀满及小儿腹大，腹满时常疼痛，脾胃不和等症，此方效之。枳术丸其效如神。白术（麸炒）二两　赤芍（酒炒）二两　枳实（麸炒）一两　陈皮一两　荷叶汤煮黄老米粥为丸，桐子大，米饮或白滚汤，任下百余丸。如脏寒，加干姜、炒黄芪一至二两，如脾昏气虚，加人参一至二两。

疮术丸：治寒湿在脾，泄泻不能愈者。云苓四两　白芍药（炒黄）四两　炙草一两　川椒（去开口者，炒出汗）　小茴（炒）各一两　厚朴（姜汁炒）三两　真茅山苍术（米泔浸一宿、切炒，如无，即以白术代之）八两　破故纸（酒浸二日，晒干）四两，右（上）为末，糯米糊，为桐子大，每食远，清汤送下。

神香散：治胸胁、胃脘逆气难解，疼痛呕哕、胀满、痰饮隔噎，诸药不效者，惟此最妙。丁香　白豆蔻（或砂仁亦可）。二味等分为末，清汤调下五至七分、甚者一钱，日数服不拘；若寒气作痛者，姜汤送下。

太平丸：治胸腹疼痛、胀满及食积、血积、气积、气疝、血疝，邪实秘滞、痛剧等症；此方借些微巴豆以行群药之力，去滞最妙，如壮质峻，须用巴豆二钱。陈皮　厚朴　木香　乌药　白芥子　草豆蔻　三棱　蓬术（煨）　干姜牙皂（炒断烟）　泽泻各三钱，以上十味俱为细末。巴豆用滚汤泡去皮、心、膜，称一钱足，用水一碗，微火煮至半碗，将巴豆捞起，用乳体研细。仍将前药搀人研匀，然后量药多少，入蒸饼浸烂捣丸。前药如绿豆大，每用三至五分，甚者一钱，右随症用汤引送下。凡伤食停滞，即以本物汤送下。妇人血气痛，红花汤或当归汤下；气痛，陈皮汤下；疝气，茴香汤下；寒气，生姜汤下；如泻者，用热姜汤送下一钱，未利再服；利多不止，用冷水一二口即止。

百顺丸：治一切阳邪积滞。凡气积、血积、食积、虫积，伤寒食（实）热秘积等症，但各为汤引，随宜送下，无往不利。川大黄（锦纹者）一斤　皂角（炒微黄）一两六钱，右（上）为末，用汤浸，蒸饼捣丸绿豆大，每用五分或一二钱　均宜，用引送下，或用蜜为丸亦可。

一柴胡饮：一为水数，从寒散也。凡感四时不正之气，或为发热、或为寒热，或因劳、因怒，或妇人热人血室、或产后经后冒风寒，以致寒热如疟等症，但外有邪而内兼火者，须从凉散，宜此主之。柴胡二三钱　黄芩一钱五分　芍药二钱　生地一钱五分　陈皮一钱五分　甘草八分　水煎温服。内热甚者，加连翘一二钱；如外邪甚者，加防风一钱；如邪结在胸而痞满者，去生地，加枳实一二钱；热在阳明而兼渴者，加天花粉或葛根一二钱；热甚者，加知母、石膏亦可。

二柴胡饮：二为火数，从温散也。凡遇四时外感，或其人元气充实、脏气平素无火，或时逢寒胜之令，本无内热等症者，皆不宜妄用凉药，以致寒滞不散，则为害非浅，宜此主之。陈皮一钱五分　半夏二钱　细辛一二钱　厚朴一钱五分　生姜五六片　柴胡一钱五分至二三钱　甘草八分，水煎温服。邪盛者，可加羌活、白芷、防风、紫苏之属，择而用之；头痛不止者，加川芎一二钱；多湿者，加苍术；如阴寒气胜，必加麻黄一二钱　或兼桂枝一钱，必无疑也。

三柴胡饮：三为木数，从肝经血分也。凡人素禀阴分不足、或肝经血少而偶感风寒者，或感邪不深可兼补而散者，或病后产后感冒、有不得不从解散而血气虚弱、不能外达者，宜此主之。柴胡二三钱　芍药一钱五分　炙草一钱　陈皮一钱　生姜（溏泄者、易以熟地）三五片，水煎温服。如微寒咳、呕者，加半夏一二钱。

四柴胡饮：四为金数，从气分也。凡人元气不足、或忍饥劳倦而外感风寒、或六脉紧数微细、正不胜邪等症，必须培补元气兼之解散，庶可保全，宜此主之。若但外散邪，不顾根本，未有不元气先败者，察之慎之。柴胡二三钱　炙草一钱　生姜三五片　当归（泄泻者少用）二三钱　人参二三钱　酌而用之五七钱，水煎温服。如胸隔滞闷者，加陈皮一钱。

五柴胡饮：五为土数，从脾胃也。脾土为五脏之本，凡中气不足而外邪有不散者，非此不可。此与四柴胡饮相表里，但四柴胡饮只调气分，此则兼培血气以逐寒邪；尤切于时用者也，神效不可尽述。凡伤寒、疟疾、痘疮皆所宜用。柴胡二三钱　当归二三钱　熟地三五钱　白术二三钱　芍药（炒）一钱五分　炙草一钱　陈皮（酌用或不必用），水煎，食前服。寒胜无火者，减芍药加生姜三七片或炮姜一二钱，或再加桂枝一二钱，则更妙；脾滞者，加白术；气虚者，加人参随宜；腰痛者，加杜仲；头痛者，加川芎；劳倦伤脾阳虚者，加升麻一钱。

正柴胡饮：凡外感风寒，发热恶寒、头痛身痛，咳疟初起等症。凡血气平和，宜从平散者，此方主之。柴胡二三钱　防风一钱　陈皮一钱五分　芍药二钱　甘草一钱　生姜三五片，水煎热服。头痛者，加川芎一钱；热而兼渴者，加葛根一二钱；呕恶者，加半夏一钱五分，湿胜者，加苍术一钱；胸腹有微滞者，加厚朴一钱；如寒气胜而邪不易解者，加麻黄一三钱，去浮沫服，或苏叶亦可。

归柴饮：治营虚不能作汗及真阴不足，外感寒邪难解者，此神方也。如不便多溏者，以冬术代当归亦佳。

当归一两　柴胡五钱　炙草八分，水煎服，或加生姜三五片，或加陈皮一钱，或加人参。

保阴煎：治男女带浊遗淋，色赤带血，脉滑多热，便血不止及血崩血淋，或经期大早；凡一切阴虚内热，动血等症。生地、熟地芍药各二钱　山药　川断　黄芩黄柏各一钱五分　生甘草一钱，水煎温服。如小便多热，或兼怒火动血者，加焦栀子一二钱；如夜热者，夜加地骨皮一钱五分；肺热多汗者，加麦冬、枣仁；血热甚者，加黄连一钱五分；血虚血滞、筋骨肿痛者，加当归二三钱；如气滞而、痛，去熟地加陈皮、青皮、香附之属；如血脱、血滑及便血久不止者，加地榆一二钱，或乌梅一二个，或百药煎一二钱，文蛤亦可；如少年或血气正盛者，不必用熟地、山药；如肢节、筋骨疼痛或肿者，如秦艽、丹皮各一二钱。

滋阴八味丸：治阴虚火盛，下焦湿热等症。此方变丸为汤，即名滋阴八味煎。熟地黄（蒸捣）八两　山药四两　丹皮三两　白茯苓三两　山茱萸四两　泽泻三两黄柏（盐水炒）三两　知母（盐水炒）三两，右（上）用炼蜜丸，梧桐子大，或空心或午前，用滚白汤送下百余丸。

约阴丸：治妇人血海有热、经脉先期或过多者，或兼肾火而带浊不止，及男女大肠血热便红等症。当归白术（炒）芍药（酒炒）　生地　茯苓　地榆　黄芩白石脂（醋煅粹）　北五味子　丹参　川断各等分，右（上）为末，炼蜜丸服。火甚者，倍用黄芩；兼肝肾之火甚者，加知母、黄柏各等分；大肠血热、便红者，加黄连、防风各等分。

休疟饮： 此止疟最妙之剂也。若汗散既多，元气不复，或已衰老或以弱质而疟有不能止者，俱宜用此，此化暴善后之第一方也。其有他症，加减俱宜如法。人参 白术（炒） 当归各三四钱 何首乌（制）五钱 炙草八分，水一盅，煎七分，食远服；渣再煎，或用阴阳水各一盅，煎一盅，渣亦如之，俱露一宿，次早温服一盅，饮后食远再服一盅。如阳虚多寒，宜温中散寒者，加干姜 肉桂之类，甚者或加制附子；如阴虚多热、烦渴喜冷，宜滋阴清火者，加麦冬、生地、芍药，甚者加知母或加黄芩；如肾阴不足、水不制火、虚烦虚馁、腰酸脚软或脾虚痞闭者，加熟地 枸杞 山药 杜仲之类，以滋脾肾之真阴；如邪有未尽而留连难愈者，于此方加柴胡、麻黄、细辛、紫苏之属，均无不可；如气血多滞者或加酒水各一盅煎服，或服药后饮酒数杯亦可。

抽薪饮： 治诸凡火炽盛而不宜补者。黄芩 石斛 木通 栀子（炒） 黄柏各一二钱 枳壳一钱五分 泽泻一钱五分 细草三分，水煎，食远服。内热甚者，冷服更佳；如热在经络肌肤者，加连翘、天花粉以解之；热在血分、大小肠者，加槐花、黄连以清之；热在阳明头面，或躁烦便实者，加生石膏以解之；热在下焦，小水痛涩者，加龙胆草、车前以利之；热在阴分津液不足者，加门冬、生地、芍药之类以滋之；热在肠胃实结者，加大黄、芒硝以通之。

徒薪饮：治三焦，凡火一切内热，渐觉血未甚者，先宜清以此剂，其甚者，宜抽薪饮。陈皮八分　黄芩二钱　麦冬　芍药　黄柏　茯苓　牡丹皮各一钱五分，水煎，食远服。如多郁气逆伤肝、胁筋疼痛或致动血者，加青皮、栀子。

二十问答诀

一问人或患眼疾者，何也？曰：多因酒色、劳心过度，或食生酸，血气不匀，肝虚火动，久积成之也。宜服补肝丸：苍术　熟地各一两，共末。蜜丸梧桐子大，服三十丸，盐汤下。

二问眼赤痛者，何也？曰：五脏积热传于肝，眼乃肝之外候，肝受邪热，放血灌于目。宜服酒调散：枝子仁一两　大黄（生熟各半）二钱五分　当归（酒浸）二钱　炙甘草二钱，共末，服二钱，酒调下。

三问眼赤而肿者，何也？曰：此属肝虚。肝木能生心火，火盛木衰，致令心血灌于目角，浸于瞳仁。宜服四顺丸：当归　川芎　苍术　茯苓　熟地　黄芪（炙）干菊　羌活　麻黄（去节）　没药，俱共末，蜜丸如弹子大，服一丸，茶汤下。

四问眼大角赤者，何也？曰：此心火实也；五脏之火属于心，心乃帝王之位。宜服三黄丸：大黄三两　川连　黄芩各四两，共末，蜜丸，服二十丸清水送下；再服菊花清心饮：菊花（干净）四两　蒺藜仁　淮生地各一两，共末，每服三钱，薄荷汤下。

五问小角赤者，何也？曰：此心经虚也。心乃五脏六腑之宗，火生土，土实则火虚故耳。宜服珍珠膏：当归　芦荟　川连各一两，炼蜜四两，上三味同蜜入瓷器内，扎封紧重汤煮半日，以绵绞去渣，再入梅片五分珍珠　玛瑙　乳香各三钱　制烟七分　枯矾七分　一寸身三分，共末，和入膏内搅匀火气，点之，再服补心丸。石菖蒲一两　人参五钱　远志肉三两　天冬二两麦冬二两　白茯苓二两　益智仁一两，共末，蜜丸如梧桐子大，服三十丸，白汤下。

六问眵生者，何也？曰：此肺实也。肺为西方之金，金能生水，水满故肺经受病；五轮八廓属肺，水津华溢出硬结成眵，宜服泄肺散：嫩桑皮　地骨皮　甘草等分加占米四十九粒，水一盅，煎七分服。

七问眼泪中出甚清者，何也？曰：此肺虚也，肺受风邪人内而衰，乃化为水溢于泪堂，故泪清耳，宜服阿胶散。阿胶一两五钱　蛤粉（炒）　马兜苓　旋覆花甘草　黑牵牛各七钱　占米一两，以上分作七剂，每剂水二盅，煎七分温服。又方：用祈艾　蚕砂　川归　秦芃等分，共末，酒糊丸，服三十丸，桑白皮汤下。

八问羞明怕日者，何也？曰：此脾实也。脾属老阳，乃真气于土，气湿热相胜津华，涩结荣卫不和故也，宜服蒙花散。甘菊花　白蒺藜　石决明　羌活　蔓荆子　青葙子　密蒙花　木贼草　甘草等分，共末，每服二钱，米泔一分，又方：山菊花　石诀明　甘草等分，水一盏，煎半服。

九问视物不明者，何也？曰：此脾脏虚也。目有五轮，属于五脏。眼中有黄，病属脾，目本应肝，其色青，木来克土，青黄相争，黄难胜青，故视物不明，宜服苍玄饮。苍术　玄参　茺蔚子　甘草等分　加陈皮三片，水煎服。

十问茫茫黑花者，何也？曰：故肾热也。肾属水，黑色。肾者，肝之母，肝受肾邪传于胆经，故目生黑花，宜服猪苓汤。猪苓　泽泻　车前　滑石　枝仁　萹蓄　大黄　黑犬肾等分，加食盐五六分，水煎服。

十一问迎风掉泪者，何也？曰：此肾虚也。五轮黑睛，属肝木，木盛生风；肾属水，水不能胜风，故迎风有泪，宜服地黄丸。熟地四两　川归三两　赤芍半两　黄芪一两　甘草一两半　远志肉二两，共末，蜜丸梧桐大，服三十丸，白汤送下。又方：用川归　山药　牛膝肉苁蓉　防风　桑皮　祈艾　甘草等分，共末，蜜丸服二十九丸，细茶下。又方：用晚蚕砂巴戟肉各四两　红兰花　凌霄花各一两，共为末，好酒调下二钱。

十二问眼生赤筋者，何也？曰：此心克肝也，心属火、主血，心血传于肝经，故赤筋附睛，宜服当归饮。当归　大黄　甘草，等分为末，每服二钱，白汤下。

十三问白膜遮睛者，何也？曰：此肺克肝也。金克木，凡邪在肺以致此症，宜服连翘散。当归　川芎　白

芍　防风　菊花　连翘　枝子　香附　川连　蝉退　夏
枯草　密蒙花　蛇退　甘草；如上白翳多者，加桑白
皮、地骨皮各等分，为末，或用茶或薄荷汤服二钱。

十四问迎风作痒者，何也？曰：此肝自旺，木胜生
风，风动即痒。宜点二霜膏。姜霜糖霜等分研细，入梅
片少许，每点些微即愈。又方：青盐一钱　活石一钱
乳香一钱　制卤一分　梅片　麝香各半分，共研尘末，
再用净川连二两，水二碗，煅膏，人前末搅匀，磁器盛
点之。又方：用苦芥子为末，煎汤洗，即愈。

十五问早晨昏者：何也？曰：此头风症也。头为五
阳之首，肝属木脏为阳。早晨为阳气舒旺，又兼水不足
养肝木，木燥生风，故曰头风症也，宜服芎膏散。川芎
白芷　羌活　仙灵皮　川乌　白附子　甘草各一两　石
膏（煅）一两六钱，共末，服一钱，薄荷汤下。又方：
川芎　升麻　苍术　白菊花　蔓荆子　草决明　覆盆子
白蒺藜（炒）　甘草等分，共服一钱五分，米饮汤
送下。

十六问日中昏者，何也？曰：此痰所作也。阳气受
损，乘于午、旺于心、蒙于肺、壅于痰，宜服半夏辰砂
丸。制半夏　枯明矾　胡天麻各一两　枳实五钱　辰砂
二钱　杏仁（去皮尖）四十九粒，共末，薄荷汤糊丸，
梧桐子大，每服丸，滚姜汤下。又方：桑螵蛸　净蝉退
制半夏　川羌活　防风肉　川当归　威灵仙　制南星各
一两　炒僵蚕五钱，共末，姜汁糊丸，绿豆大，服二十
丸，白汤下。按此二方，凡痰症用之极妙；不但用以治

目昏也，小儿科、痰壅气喘亦妙。

十七问夜间昏者，何也？曰：此脑受损也。脑者，天元之真气行阴道，故昏于申酉戌时，寒气欲生脑，则风寒入目，宜灸风府穴，宜服保元参芪饮。人参一钱　黄芪一钱　甘草三分　藁本八分　防风一钱，水煎服，加肉苁蓉五分，枸杞子八分。

十八问白日痛者，何也？曰：此阳毒盛也。昼则阴生，夜则阳生，胆经旺在寅，绝在申，昼则痛也，宜服泄心汤。大黄　黄芩　黄连　知母　玄参　防风等分，每用五钱，水煎服。又方乳香丸：乳香　没药各五钱　当归　元胡索　五灵脂　南星　川乌（火炮）　土木鳖（去壳、油）各一两　附子（去皮、脐净）五钱　草乌（去皮炮）　京墨各一两　加百草霜七钱，共末，蜜丸弹子大，服一丸，薄荷汤或米汤下。

十九问夜间痛者，何也？曰：此阴气盛也。阴之好净，气血散漫妄行，寒邪克之然也，宜服茴香丸。茴香（炒）　赤豆　川乌（炮、去皮）　萆薢　灵仙　川楝肉　乌药各五钱　川椒　陈皮（去白）　防风各二两　地龙（去土、炒）一两，共末，酒糊丸　绿豆大，服二钱，盐汤下。又方袖珍丸：白茯苓　桃仁　旋覆花　盐各一两　川楝二钱　共末，酒糊丸梧桐大，服二十丸，麦冬汤下。

二十问眼有浮翳白膜者，何也？曰：此肺经热也。气盛则热，血盛则寒，热气实于瞳仁，以致此疾，宜服泄肺汤。羌活　黄芩　玄参　桔梗　地骨皮　桑白皮

大黄 芒硝等分，水煎服。又方顺肺丸：生地四两 当
归 瓜蒌仁 大黄各二两 共末，皂角炼膏丸，梧桐子
大，服二十丸，新水下。

脉 理

医道脉理深沉，头绪繁多，极难精究。然总以浮、
沉、迟、数、寒、热、虚、实八脉为主。浮者，浮而在
上，标症之脉是也；沉者，沉而在下，夺病之脉是也；
迟为寒，不及四至；数为热，过乎四至。愈迟愈寒，愈
数愈热；寒有寒症所见，热有热症所见，虚有虚之形，
实有实之状。脉为正，而以望、闻、问、切佐之，则病
可得一二，而药庶无误用矣。此其大略。若神而明之，
变而通之，亦在善学者，不以三隅反耳。

浮：浮脉，随手可得。如浮洪知受风，浮数知有
热，浮滑知有痰，浮濡伤暑，浮芤失血之类是也。

沉：沉脉，重按方知。如沉紧知伤寒，沉实知蓄
食，沉数裹热，沉迟冷结之类是也。

迟：脉来甚慢为迟。然迟有体从虚火衰而迟者，有
伤湿冷而迟者，不可概论也。须知迟是病脉，知胃气脉
有别。

数：脉来甚快为数。然数有因风热而数者，有因虚
火旺而数者，有洪数，有细数；数五六至者可治，数八
九至者不可治。

寒：寒症所见，身凉，口鼻气冷，便溏，小便清

利，喜热畏冷，脉来迟细，必寒证也。

热：热证所见，舌燥唇干，溺赤便闭，喜冷畏热，面红多燥，脉来洪数，必热证也。但观其外，而寒热可辨也。

虚：虚者，言语无力，精神倦怠，脉少神气，是虚之形见矣。语云：虚者补之是也。

实：实者，言语响亮，气力健旺。虽有重病，而本从未甚亏损，是实之状也。实者泻之，又何疑乎。

六、梁氏家传伤科

《梁氏家传伤科》系手抄本，由广西省贵县樟木煤矿卫生所梁佐周赠献给卫生部，中国中医科学院（原中医研究院）于 1961 年 1 月 21 日收藏。梁氏称该书系其祖传。

梁氏家传伤科跌打良方急时便用。

（一）止血类

主治：跌打、刀斧伤出血，用以下药物。

药物：红鸡屎藤叶（落葵叶、滑腹菜叶）、七木叶、生鬼画符（黑面神）、苎麻叶、追风散叶、鱼子兰叶、龙须草（丝叶球柱草、金耳环、铁丝莲）、刘寄奴、水榕木头（黑咀蒲桃、风箱树、水鸭木）、花针木叶（郎伞木、花针木）、真红苋菜、两面针叶。用法：凡皮破，急嚼封之，每味单用。

主治：凡出血可用。

处方：1. 瘦肉切片贴之，立能止血。2. 园眼核（圆眼、桂圆）去外皮、内心研末撒伤处，可止血、定痛、生肌。3. 珠兰叶（米仔兰叶）嚼摸，可止血、收口、接骨。4. 血见愁（细竹篙草、消炎草、四方草）研末撒，立止血。5. 花蕊石末掺，立止血。6. 生香附、蜜糖同捣，敷伤处，可止血、止痛。7. 蒲公英嚼抹止血，干（去）水止痛、生肌、收口。8. 钱纸烧灰撒，止血。9. 鸡羽毛烧灰存性撒，止血。10. 百草霜、白蜡同研撒，止血。11. 制黑羌研掺，立能止血。12. 白蚊子叶（毛女贞、山万年青）嚼抹，立止血。13. 田州三七嚼抹，止血定痛。14. 生艾叶嚼抹或艾绒掺，立能止血。15. 出山虎（爱地草、边耳草）叶敷，立止血。16. 入山虎（葡茎榕）叶嚼抹，立止血。17. 里却缺嚼抹，立止血。18. 月季花叶敷，可止血、续筋。19. 生半夏研敷，止痛、易收口。20. 生熟松同半夏和匀，抹，可止血。21. 老姜嚼抹，忍痛三日如旧。22. 生鸡矢茶（番石榴叶）敷，止血生肌。23. 血荷茶抹，立止血。24. 海螵蛸研末掺，立止血。

主治：皮破、血流不止。

处方：1. 狗骨木叶（大沙叶、红皮狗骨木叶）嚼封，立能止血。2. 长芽迹（又名番头木芽）抹，立止血。3. 狗芽迹（又名狗克木）嚼封，可止血。4. 三月坡（又名鸡立菜）嚼封，立止血。5. 车前子（半生半熟）执回阴干，研末掺，可止血、定痛、生肌。6. 五月（农历）（采野麻叶捣溶、晒干、研末撒伤处，止血、结痂立效。7. 古矿石灰末掺，可止血。8. 采嫩山象皮（又名葡萄叶）晒干、去叶梗、研末，加艾绒、乳香（去油）、没药（去油）、白蜡，和匀备用。凡伤出血掺之，三天照旧。9. 白蚊子木叶（新好叶）嚼封，可止血生肌。10. 小地谷叶（小了哥王叶、小地棉叶）

六、梁氏家传伤科

同猪油捣匀、敷伤处，其止血生肌如神。11．帚杆叶（截叶铁扫帚，蛇利草、小夜关门）嚼抹，可止血。12．半边旗（半边蕨、和尚梳）、包布木叶嚼封，立止血。13．鸡屎菜（野地骨、牛耳青）嚼封，立止血。14．下山虎（广西芒毛苣苔、小叶石仙桃）叶嚼抹，立止血。

主治：跌打、斧伤，止血生肌如神。

处方：1．七托莲（山苦荬、小苦麦菜、活血草）嚼封；跌伤血出或虫蛇等咬伤、中毒，用此莲嚼抹，立能止血定痛、消肿拔毒。2．半边莲、八角莲均可治蛇虫咬伤、跌伤，真神方。3．茹根（白茅根）、琥珀同为末，掺之，止血，生肌神效。4．霜南瓜叶晒干、研末、撒伤处，可止血。5．韭菜捶封，立能血止。6．五月采番桃花半斤晒干、研末，加黄麻叶半斤、莲须四两、蒲黄二两、冰片一钱，共为末，撒伤处，止血，生肌如神。7．新石灰、嫩老鼠同捣如泥，阴干备用。凡血出撒之，止血生肌。8．生大黄同石灰炒至桃花色，为末备用。凡血出能止、防发炎。

主治：凡跌打、刀伤致皮破血流，对时生回。

处方：象皮（炒）一钱半　老石灰一钱　黄丹一钱半　麦冬（炒黑）一钱，共为末，凡伤撒之，对时内即长、肉满而合。

主治：止血生肌神药神方。

处方：鸡蛋壳（烧灰）　血余炭　无患子（洗净烧灰）石灰共为细末，装于牛胆内阴干备用。用法：掺于伤处，止血、生肌、定痛。又方：照上加老姜、韭菜汁（生榨）各三钱，更效。

主治：止血止痛，同用于回生（起死）。

处方：生南星三钱　生半夏三钱　防风三钱　香附（炒黑）一钱半　蒲黄（炒黑）一钱半。制用：研末备用，皮破掺之即出血。跌打至死以酒、童便灌，立生；痛极用醋擦；汤火伤以童便、麻油擦。

主治：凡皮破用，可止血止痛，无疤痕。

处方：葱白　砂糖。制法：共捣如泥。用法：封患处，日后没疤痕。

主治：此方常备万无一失，无痕神方。

处方：白当归　蒲黄　艾绒　山象皮　田七各等分制法：先炒黑蒲黄，用纸包煨取灰，后再和匀余药。用法：凡刀斧伤、跌打敷之止血，生肌止痛，三天如旧，无疤痕。

主治：刀斧各伤止血散。

处方：海螵蛸　梅片各三钱　大风子壳（炙）二钱。制用：为末，桐油调敷患处。

主治：生肌定痛，二天可愈。

处方：田七三钱　地龙三钱　然铜（制）四钱　血竭五钱　川羌八钱　红花八钱　苏木四钱　官桂四钱　五倍子二钱　水蛭五条　黄蜡一钱半　樟脑　陀僧各三钱　土狗（去头足）二十只。制法：研末，加灰面三两，酒、醋、茅根汁、姜汁、葱白汁各一盅，和匀煎之。用法：敷伤处，冻又换，这样不用二天即可痊愈。

主治：止血生肌神方。

处方：象皮　松香　樟木皮各二钱　宜苏茶　珍珠　降香　血竭　没药　乳香（二味去油）各二钱　三七一钱半　枝子四钱　香附二钱　木耳（煅）二钱　茯苓二钱。制法：共研为末备用。用法：敷患处。又方：乳香（去油）三钱　没药（去油）二钱　黄芪二钱　冰片四分　黄丹（水飞）五钱　石膏（水飞）二钱　象皮四钱　田七二钱　川芎一钱　白芷一钱。

　　主治：止血、定痛、生肌。

　　处方：老葱头十只　白糖三钱　金瓜仁二十　狗屎（火煅存性）一钱。制法：共研细末备用。用法：敷伤处神效。

　　主治：止血、止痛、防毒。

　　处方：牛胆一只　石灰。制法：将石灰细末装牛胆内阴干。用法：凡皮破敷之。又方：生白矾　五倍子各等分，研末备用，凡出血撒即止也。

　　主治：凡伤止血用。

　　处方：韭菜边根四两　生石灰二两。制法：共捣如泥。用法：敷患处神效。

　　主治：止血生肌。

　　处方：陈石灰四两　大黄五钱　儿茶　乳香　没药（去油）各一钱。制法：先炒石灰、大黄似桃花色，再研末和匀余药。用法：凡血出撒之，伤烂麻油调擦。

　　主治：刀斧利器伤，出血神效。

　　处方：乳香　没药（各去油）　马前子（炒）麻黄各一两。制法：先炒马前子，研末、再碎入他药。

用法：敷伤处，三天结痂，忌食生冷。

主治：止血、定痛、生肌。

处方：真降香（煨存性）　五倍子　血余灰各等分。制法：研为细末听用。用法：撒于伤患处，如神。

主治：止血用。

处方：生南星　天麻　白芷　防风　羌活各五钱生白附六两。制用：共为研末备用，敷伤处。

主治：止血后散毒用。

处方：黄柏　黄连　大黄　冰片等分。制用：研末掺患处，能除毒。

主治：凡皮伤用了以上两方，可用此方收口，神效。

处方：黄丹　乳香　没药（去油）　血竭　儿茶等分。用法：敷患处或用下方。主治：刀斧或疮久不收口。

处方：三仙丹　大梅片　入地麝香（饭团根、过山香、钻地风）。制用：研末撒患处即愈。

主治：断筋、出血不止方。

处方：姜黄　白芷　白茯苓　甘草　牛膝　木瓜苡仁各七分　生地三钱　淮山一钱　五味子八分　当归炙芪一钱半　加皮二分　乳香　没药（去油）各五分。用法：木耳五分，水煎服。

主治：皮破出血掺之。

方用：生白矾、五倍子，细末备用。

主治：跌打头伤，血流不止方。处方：生地三钱

淮山　白茯　加皮　碎补　南星　半夏　归尾　宅宜
然铜　炙芪各一钱　白芷　大茴　乳香　没药（去油）
五钱　血竭四钱　丹皮　藁本各二钱　川芎一钱　黄丹
一钱。用法：水煎加酒和服。

　　主治：止血急用。

　　方用：松香　白矾　半夏，抹敷伤处。

　　主治：止血生肌神效。

　　处方：陈石灰四两　大黄五钱　血竭一钱　乳香
没药（去油）各一钱。制法：先将石灰、大黄炒至桃花
色，再研末入下药备用。用法：如伤口烂者加麻油擦。

　　主治：止血生肌。

　　处方：白芷　赤石脂　儿茶　龙骨　猫头骨　五倍
子　乳香　没药，以上等分研末备用。

　　主治：疮或跌打、刀伤，生肌收口。

　　处方：宜茶　枯矾　黄柏　白蜡　田螺壳各等分。
制用：共研为末，敷患处，效。又方：防风　荆芥　木
通　连翘　黄柏　黄连　黄芩　大黄　朴硝　防己　生
地　熟地　归尾　麦冬　川椒　山枝　花粉　元参　白
鲜皮各等分。制法：水煎，凡疮毒跌打、刀伤不生肌，
用水煎服。

　　主治：生肌、祛瘀、搜脓。

　　处方：木香　轻粉各一钱　黄丹　枯矾各五钱。制
法：将药研末，装猪胆内阴干。用法：研末敷伤患
之处。

　　主治：定痛、生肌如神。

处方：生石灰　甘草各一两　水飞辰砂三钱　冰片四分　硼砂五钱。制用：共为细末敷伤处。

主治：止血生肌。

处方：熟石膏五两　黄丹　乳香　没药各五钱。制用：夏天加冰片共为末，敷伤处。

主治：止血、拔毒、生肌如神。

处方：乳香　没药（去油）一钱半　大黄六钱　蓖麻仁（去油）八钱　原寸二分　梅片三分　月石三钱　寒水石三钱　制甘石一两。制用：共为细末，敷伤处效。

主治：止血、定痛、生肌。

处方：晚蚕娥　白芷　当归　石灰。制用：共研末，敷患处。又方：单用晚蚕娥炙干研末，敷伤处即能长肉血止。

主治：刀斧各伤，除毒定痛。

处方：石灰一两　白及（去油）五分　牛胆一只。制用：将余药装牛胆内阴干用。

主治：去毒脓、生新肉如神。

处方：乳香　没药（去油）各二钱　轻粉　儿茶　龙骨铅粉　血竭　冰片各一分　珍珠二粒　百草霜二两。制用：研末敷伤处，如神。

主治：刀斧、狗及毒虫咬伤、有铁人肉。

处方：花蕊石一两　硫黄二两。制法：研末，入瓦罐内，盐泥封固；候干再用。十余斤炭先文后武煨之。研末。用法：凡皮伤敷之，伤口干先以津润。

主治：金疮止血。

处方：白芷　甘草　水龙骨。制法：炒赤色为度，入韭菜汁，同三七、血竭、南星、牛胆各一两。用法：敷于伤患处。

主治：止血。

处方：生半夏　生南星　白芷。制法：共为研末。用法：凡伤出血，敷之即止。

主治：生肌神效。

处方：五倍子　炉甘石　儿茶　龙葵，以上各等分，研末备用。用法：敷于患处，凡掺生肌药，必先洗净伤口。又方：生石灰鸡蛋清。制用：煅干、和匀、研细敷伤处。

（二）采药秘诀

甲　春日荒郊蕊上寻，夏天须采叶中心。
　　秋风落中皮肤贵，冬雪归根（蔃）下临。

乙　方梗中空可治风，对枝对叶善调红。
　　叶边有齿能消肿，叶里发酱拔毒功。

丙　吸力原来是药王，续筋接骨效相当，
　　须将破积内中放，去旧生新药里藏。

（三）接　骨

跌打折骨接搏方：

主治：跌打骨断神效。

处方：榕木上所生的吊京黄花叶凤凰儿。制法：捣烂如泥。用法：先整正骨，敷之对时去药。

主治：折骨接搏如神。

处方：韭菜苗　茶木　寄生叶　榕木叶　凤凰儿。制用：同上方，对时去药；久用生多骨。

主治：断骨接搏。

处方：五加皮　小雄鸡。制法：两样同重，捣烂如泥。用法：敷患处，听骨响即去药。

主治：凡伤骨折可用。

处方：采月季花（又名月月红）花瓣阴干，细末听用。用法：好酒送服，一岁一厘。

主治：跌打折骨。

处方：见水生（买麻藤、鸡节藤）小雄鸡同前重。制法：两味等量捣烂。用法：敷患处，对时去药。

主治：跌打或折骨。

处方：黄榔刺树皮　小雄鸡　糯米饭一把。制法：同捣烂如泥。用法：挟定断足，敷药对时。

主治：跌打或断骨。

处方：菩萨草　老鼠脚脊　白胆草　雅拐蟥　山栀子　驳骨消　山木蟹（红苗香根）　老鸦酸。制用：捣烂、酒炒敷之，对时去药。

主治：跌打损伤或折骨。

处方：土鳖（去头足，焙干酒炒）十只　碎补　乳香　没药（去油）各一钱　血竭　归尾各一钱。制法：共研为末听用。用法：每服七厘，不可多用，恐生多骨，好酒下。

主治：跌打断伤骨。

处方：凤凰草（蓹）取皮、小雄鸡。制法：共捣烂如泥。用法：敷伤处，对时去药。

主治：跌打损折骨所用。

处方：大黄二钱　生地二钱半　五加皮五钱　凤凰儿一只。制法：共捣如泥。用法：敷断处，对时去药。后再加一枝香（毛大丁草、白眉）五爪金龙（五齿苓），浸酒服。又方：真降香　乳香　没药　苏木　松节　然铜　川芎　血竭　地龙　骨皮　土狗（十只油浸焙干）以上各一两。制法：共研为末备用。用法：每服五钱。好酒送取。

主治：接骨用。

处方：土鳖五十只　归尾三钱　乳香一钱　没药一钱　独活二钱　羌活三钱　血竭一钱　碎补一钱　然铜（醋淬七次）一钱　半斤藤二两。制用：水煎，酒和匀服。

主治：接骨神效。

处方：然铜一钱　生半夏二钱　没药　乳香（去油）各五分　巴豆（去油）三粒　土鳖三只　古钱（醋淬七次）。制法：共为细末备用。用法：醋同炒，敷患处。

主治：跌打伤或断骨。

处方：松木（蓹）、梨头草（长萼堇菜）　凤凰儿。制用；捣烂敷患处。

主治：接骨神效。

处方：苦地胆（白毛夏枯草、青鱼胆草）一两　无名异　然铜（碎）各二两　碎补五钱　青木耳　肉桂各五钱　丁香二两　羌活一两　灵仙　乳香　泽兰各二钱。制法：共为研末备用。用法：双米酒送服。

主治：断骨接搏。

处方：两面针　五加皮　韭菜根　小雄鸡。制用：共捣烂，封伤处，对时去药。

主治：跌伤接骨如神

处方：过江龙　薑头婆　金岗藤根　勒杀木薑　山狐架榕木薑　钩藤　细勒通　银箱片。制用：晒干。双酒浸服。

主治：接筋神方。

处方：女人发灰四分　竹灰茶油。制法：共末，茶油和匀。用法：敷患处，三朝如旧。

主治：接筋搏骨神效。

处方：续断一两　加皮一两　透骨消一两　鸡头藤一两　五倍子　麝香　小雄鸡（去毛脏）一只。制法：共捣烂如泥。用法：凡跌打伤筋骨，敷于患处，消肿止痛，对时去药。

主治：接骨。

处方：生栀　生大黄　红花　田七各一钱　葱头五根　面粉一两。制法：为末、调醋和匀。用法：敷患处，如痛甚加南星、半夏同用。

主治：止痛接骨。

六、梁氏家传伤科

处方：辰砂三分　川膝一钱　血竭一钱　琥珀　熊胆各三分　珍珠五分　童便　姜汁　蜜糖。制用：为末调服。

主治：接骨封方。

处方：归尾　生军各一钱　加皮　皂刺各一两　酒饼二钱　土鳖二两　老姜二两　红花三钱。制法：以饭半碗同捣和匀。用法：敷伤处。

主治：接骨食方。

处方：然铜三分　无名异二分　川乌二分　乳香四分　没药四分　土鳖（焙干）三只。制法：共为细末。用法：每服三钱，酒送下。

主治：接骨妙用。

处方：凤凰胎（肾蕨、凤凰蛋、马骝卵）二只　芙蓉根　栀子　白背木耳　面粉。制法：研末和匀，用法：敷伤处，对时去药。

主治：搏骨急用。

处方：火香头（即吊鬼树）　石灰　面粉。制法：共捣烂如泥。用法：封患处。

主治：跌打刀斧伤断筋骨。

处方：寻不着草　田埂草　细龙头　大葛蕊　象皮草　山石蟹　线鸡油　甘瓜子叶（甜瓜叶）　生毛毛藤　雾水草（岩白菜、地膏药）　红葡萄　猪脊　龙骨。制法：捣烂如泥。用法：敷患处，三日平复如旧。

主治：跌打伤断骨神效。

处方：老鸦酸（酢浆草）　鹅不食草　假苎（假

蒌　山蒌）　马蟥（水蛭、马蛭）　螃蟹。制法：加松根打烂，醋炒，对时去药。

主治：止血、止痛、接骨用。

处方：防风　降香　北细辛各一钱　生南星　生半夏各钱半　生只贝　生栀　生川乌　生草乌各二钱　川椒三钱　苍术一钱　古月四两　五倍子　红花各二钱　生地二钱　生姜　葱头　面粉。制法：先末上药，后入姜葱灰。用法：调成膏敷患处。

主治：跌打或折骨可用此膏。

处方：白及四两　郁金一两　黎芦一两　泽兰一两半　血竭二钱半　松香四两　雄黄四两　没药一钱半　甘草　归尾　闹杨花一两半。制法：水煎泡二次，晒干研末；先将白及熬至黑色起烟，后入诸药，用柳枝搅匀，现柳枝黄色为度，或用麻油一斤煎成膏也可。用法：敷油纸上罩患处。

主治：跌打骨碎烂神效。

处方：田七四钱　然铜一钱　乳香（去油）　鸦胆八分　海马一两　大黄八分　红花一钱　木耳（煅灰）一钱　软蓬螃蟹一只。制法：研末，双酒二斤冲服并敷之。

主治：跌打接骨神效。

处方：牛筋桑六两　五加皮半斤　老鸡一只　童便一盅。制法：捣烂如泥。用法：敷伤处，对时，凡肿痛可用。

主治：跌打或折骨神效。

处方：花椒根三两　马鞭草二两　泽兰二钱　韭菜根四两　加皮四两　千打锤（铁线树、耙齿钩）四两　黄牛屎二两　蚂蟥蜞五条。制法：捣烂调匀，酒糟炒。用法：敷伤处，几个对时间，听骨响去药，凡肿红黑俱可。

主治：刀斧伤或断筋。

处方：万丈系（毛山猪菜、万丈丝）　鹅不食　婆萨鱼尾　韭菜苗　茹叶灯盏菜　黄糖。制用：加蚂蟥焙干，敷伤处，三日如旧。

主治：手足折骨好神。

处方：蚂蟥　地龙　地鳖虫，用当归酒浸，再用布包至屎中浸三十天后，放砂锅中抽淡（除水）。制用：晒干研末备用。凡跌打或折骨或断指趾臂，敷上其药，立即续生。

主治：接搏指、趾、臂神效。

处方：轻粉一钱　血竭二钱　降香四钱　梅片一钱半　象皮一钱　研为细末。用法：凡断敷之夹定，即继续生。

主治：折骨挫骨如神。

处方：山乌（红乌花、山乌柏）　生鬼昼符　小郎散（小罗伞、朱砂根）　大郎撒（大罗伞、竹叶走马胎）　猪桑勒入地蛇香（入地麝香、冷饭团、水灯盏）忽斗藤。制法：断骨加雄小鸡或凤凰儿。用法；敷伤处，对时，薀浸酒亦可。

主治：脊背伤或断，神效。

处方：土鳖　当归　故纸各四钱　杜仲六钱　远志六钱　地龙二钱。制用：为末备用，好酒服。

主治：筋断骨碎神方。

处方：乳香　没药（去油）　血竭各三钱　龙骨五钱　土狗十个　苏木　川乌　松节　然铜　降香　地龙（炒去油）　水蛭（香油炙）各五钱。制法：研末听用，每服三钱热酒下。

主治：损伤折骨方。

处方：老山栀三两　面粉二两　加皮三两　糯米饭一碗。制用：捣烂敷伤处。

主治：凡跌打伤或折骨神方。

处方：生螃蟹大一只、小二只，米酒几两。制法：捣烂冲调热酒。用法：饮下，渣敷伤处，几小时内听骨响，有声即是接骨。

主治：接骨备用。

处方：无名草（茅膏菜、露珠草）四分　自然铜钱半　狗脊四钱　麝香一钱。制法：研末和匀。用法：跌伤打伤或折骨俱可应用，每服一钱，好酒下。

主治：跌打损伤筋骨。

处方：乳香　没药（去油）五钱　川椒　当归五钱　白芍　然铜各二钱。制法：炼黄蜡为丸，再研末下药：当归　白芷　草乌各三钱。用法：先服药散，后用牡砺调糯米粥涂伤处，再服药丸。

主治：接骨或跌打伤。

处方：古文钱炒烧七次、醋碎七次。用法：每服二三钱，好酒送下，其骨自然会接。

主治：接筋续骨第一效。

处方：生土狗（去肉，文火存性）一个　指甲灰一钱　血余炭一钱　陈松香五钱。制法：研末备用。用法：酒下或敷患处，即可接骨。

主治：接骨。

处方：五加皮二两　碎补二钱　桂枝一钱　生军一钱　松香一钱　雄鸡十两（以竹挖去脏屎）。制用：将药放于鸡皮内覆于折处。过夜去药。

主治：续筋接骨有效。

处方：当归七钱半　川芎五钱　乳香　没药各二钱　木香一钱　川乌四钱半　黄香六两　碎补五钱　古钱（制）三钱　香油一两。制法：研末诸药，入香油调匀。用法：敷伤处。

主治：接骨简便方，跌打俱可。

处方：路旁屋脚来往人小便处日久的瓦碎，洗净烧红，醋淬七次，研末，每服三钱。

主治：接骨。

处方：五娘草　九节草　棉木叶　樟木叶　灯草（化灰用）　生鸡。制法：同捣烂如泥。用法：敷伤处，对时去药。又方：鸡骨秀（又名山鸡茶）　还云草　血芍芹　韩信草（钩头线）　白头松木蘁（白头妹、银丝草）　大茶根（大茶药根）　川破石　雄鸡一只　马鞭草　容木莫龙草同敷。制法：捣烂。用法：敷患处，对时后再敷。

主治：接骨两方。

处方：一、糠藤根　落地杨梅　显木根　猪牙木（猪肚木、山石榴）　假发拨蔃。

二、大凤凰尾（华南紫蕨、贯众、大凤尾蕨）　小凤尾（井栏边草）　千打锤（铁线树、耙齿钩）　千斤拔（长波状叶山蚂蟥、饿蚂蟥）显木叶　十丈藤（赤苍藤、蚂蟥藤、龙须藤）　黑脚叶　茶木叶　糯米饭。制法：先捣方一，后捣用方二。用法：敷方一过夜，再敷方二，即可愈也。

主治：折骨接搏。

处方：乳香　没药（各去油）各钱半　血竭花三钱儿茶三钱　羚羊血一钱　然铜二钱　骨碎补二钱　虎骨二钱。制法：共为研末和匀。用法：每服五钱，好酒送下。又方：百草霜钱半、新砖末钱半，加双酒冲服，取汁出，次后用当归、古钱二个（淬七次）同服。又方：月季花　白鸽（去毛），同捣烂。用法：敷骨折处，一小时内骨响去药。

主治：接骨神效。

处方：地骨皮四两　麝香三分　鸡五脏全套。制法：将五脏屎去净，入药和匀。用法：敷伤处对时。

主治：接骨。

处方：象皮（土炒）一两　象牙（土炒）一两儿茶五钱　木鳖五钱　地龙五钱　乳香　没药各三钱无名异三钱　木瓜三钱　天冬三钱　然铜四钱　梅片五分　元寸三分。制法：共为细末，加鸡蛋清调成膏。用

六、梁氏家传伤科

法：敷于伤处。

主治：接骨如神。

处方：古月六钱　雄鸡一斤。制法：敷患处，对时去药，久生灵骨。

主治：折骨急用。

处方：多年粪坑瓦片（洗净，醋淬七次）一两　五加皮男人头发各五钱。制法：研为细末备用。用法，每日一撮，小孩者一厘。

主治：折骨急用，消肿止痛。

处方：母鸡一只重斤多。制法：将鸡取血，再捣如泥，后再入血和匀。用法：敷伤处，三天便愈。

（四）腰　痛

主治：腰断或腰积。

处方：千年矮（万年青、雀蛇黄杨）若干　双酒。制法：捣烂。用法：饮下，擦敷患处。又方：白饭木叶（白饭树、鱼眼木）　三棱羊角（霸王鞭）　勒裆。制用：捣烂、酒炒包之，再服下药：生地　红花　归尾　苏木　巴戟　六断　川仲，水煎酒送下。

主治：腰痛如神。

处方：生松须　白鸽屎（也可用鸡屎）。制用：好酒炒敷，冷又换，极效。

主治：腰折或积痛。

处方：罗裙带叶（白花石蒜、水蕉）　三仙散　松

木皮　槐木皮各等分。制法：水煎。用法：水洗患处后，再敷擦，冷又换，如神。

主治：腰痛神效。

处方：葱白若干　生大黄　姜汁。制法：先用捣烂葱，后研末大黄。用法：敷葱于患处后，再用姜汁调大黄，粗纸盖，三日痊愈。

主治：腰痛。

处方：真硼砂若干　灯心一条。制法，研极细，调入开水和匀。用法：用灯心点药入眼内四角，如泪出即好，连点三次立愈。

主治：腰痛。

处方：真橙子核钱半　制香附一钱。制法：研为细末。用法：双酒送服，其效如神也。

主治：腰痛如神。

处方：白葡萄干一两。制用：研末，好酒送下，三次即愈。

主治：跌打斧伤出血或断筋骨。

处方：鱼子兰叶或用珠兰叶更妙。制法：捣烂用。用法：敷伤处即能止血、接骨、续筋、收口、结痂，其效非常。

（五）接　筋

主治：接筋、止血、止痛、消肿。

处方：月季花叶若干。制法：捣烂用。用法：凡跌打伤，敷患处。

主治：破骨断筋或折趾。

处方：松木炭一串　白糖。制法：和匀蒸之。用法：乘热贴患处，如神丹。

主治：接筋妙用，或有异物不出。

处方：韭菜苗若干。制用：捣敷过夜，凡有异物无异物可用。

主治：接筋。

处方：万丈系　嫩蕨头　田英苗　红鸭策少许　红边蚂蝗。制法：捣烂如泥。用法：敷于患处如神。

主治：缩筋或久年不愈。

处方：杨梅木皮、双酒。制法：研末、入酒、蒸熟。用法：敷于患处，三五日即愈。又方：便桶屎若干。制用：烧热薰之，几次可愈。

主治：跌打急用止痛。

处方：草纸若干。制法：烧烟。用法：触鼻使打喷嚏三十，即气升而痛止，后食他药。

主治：内伤或色伤、咳伤如神。

处方：佛手　苓子　枳壳　丹皮　赤芍　陈皮　桑白　三棱　双术　牛膝各三钱。制法：以凤凰鸡一只，用酒浸、晒干研末，煲服。

主治：绞肠沙肚痛神方。

处方：地钻草茹（地胆草、苦玄参）　茶辣子，二味即香附、吴茱萸也。制法：煲水服，立即止痛。

主治：伤痛。

处方：朴树根　鸭粟。制法：煲水食，如汗出不止，用朴树根周身挞甚效。

（六）跌　伤

跌打经验良方

主治：跌打伤，或将死牙关紧闭不开，从鼻帘进，片刻可活。

处方：锦文生大黄二钱　土鳖虫（雄的）三钱，用酒浸土鳖虫，入麝香、乳香、没药（去油）五分、自然铜五分。制法：炼末为丸，重一两三分。用法：好酒送下，能起死回生。

主治：跌打死、破骨、皮烂、血不止。

处方：田七钱半　乳香　没药（去油）各二钱半自然铜（每方用此，必醋碎七次）三钱。制法：共为研末。用法：好酒送下。

主治：跌打至死急救仙方。

处方：鹅毛根内血（煅存性）　乳香　没药（凡用此二味必去油）各五分　百草霜一钱。制法：共研末备用。用法：好酒送下，凡跌伤打伤将死、心头尚温，即用此丹。

主治：拳打脚踢伤，三十六致命脉穴之处，肿痛将死。

处方：红花二钱　桃仁二钱　白芷一钱　乌药钱半全归二钱　苏木二钱　川乌一钱　黄柏一钱　田七一

223

钱。制法：水酒各半煎之。用法：服下。

主治：拳打脚踢，红黑肿痛。

处方：酒饼　红壳米（楮实、楮桃）　千槌打　榕木须沙　螺叶　向东砂。制法：双酒煎之。用法：饮下，擦敷伤处。

主治：跌打至死急救神方。

处方：犁头草　老鸦酸　苏木　松木蓝　七木蓝地谷根。制法：双酒同捣。用法：饮下其酒，擦敷伤处，凡重伤致死，服此药后，俄然可甦。

主治：跌打致死，急救可活。

处方：白鸽屎（如无屎可用鸽停落的坭代之）　古月。制法：将二味炒红，酒和匀。用法：凡伤必温饮下，即甦也。

主治：跌打将死急救神验。

处方：凤凰儿（去壳）一只　老姜汁　双酒。制法：将凤儿于烧红锅内，以碗盖好，酒喷之，取起加姜汁和匀。用法：只要心头尚温，打开门齿，灌药下咽，即可活也。

主治：跌打急救。

处方：柴若干　砂糖一斤　鹅不食。制法：将柴烧红地面，再敷糖于地上，挑起碗内双酒浸之，同鹅不食草捣匀。用法：如不知人事，可灌下。又方：老姜汁童便　朱砂八分。制法：以双酒半盅蒸熟和匀。用法：灌下即可，或加洋参五分、三七五分，合灌下更为妙。

主治：跌打起死回生。

处方：冰片　麝香　珍珠　玛瑙　朱砂　辰砂各等分。制法：共为细末听用。用法：好酒灌下，即生也。

主治：治跌打损伤，无气心头尚温，服之有回生之功。

处方：丁香一钱　干姜一钱　蚁蛆若干。制法：水煎之。用法：灌下，被盖令皮肤温暖。必活。

主治：跌打损伤救急。

处方：甘草三钱　川连二钱　牵牛二钱　三七四钱　血竭二钱半　闹杨花。制法：研为细末备用。用法：调酒送下。或老米汤灌。

主治：跌打将死回生。

处方：生半夏研末。用法：如牙关紧闭。擦两腮即开后，急用热酒冲白糖二三两灌下，即免瘀血攻心。

主治：跌打致死，气绝不省人事。

处方：生半夏　老姜汁。制法：研末半夏，水调如豆大。用法：急塞鼻腔，男左女右，立即能醒也。但醒后鼻痛者，即用姜汁擦不停，如神矣。又方：活鸡一只，连毛破开去肠脏。用法：敷盖于伤处。只要心前温，亦能复活矣，但即刻白糖冲酒服。又方：野菊花连根阴干。制用：研末，加酒、童便各一碗煎服，如有一丝之气亦可活也。

主治：跌打致死急救神效。

处方：仙桃草（蚊母草）连根阴干。制法：研末备用。用法：开水调匀，服下遍身伤处作响，虽重伤立见效也。又方：以上仙桃草又名麦秆草，生于麦地，中叶小梗，红子如胡椒，内有一虫，在小暑前后，即八九月中可采，早则虫未生，晚则虫飞去，但无虫则不效矣。

主治：跌打伤死之人，口耳出血，昏迷不省，只要身软可救，切忌人多以扶正，如佛坐卧。

处方：童便或马屎更好，或白糖冲热酒，或当归饮。用法：只要灌下一二杯，轻移人静室，以足低住粪门，如妇女连阴户抵住，勿使泄气。但不可令出大便，恐气下脱，必待肚中动，而上下有声往来。

主治：跌打未破口者，功能散瘀活血，气绝亦可救活，牙关不开，打去一齿灌药。

处方：当归五钱　泽泻五钱　川芎　红花　桃仁　丹皮各三钱　苏木二钱。制用：水煎服，如腰伤加川仲一钱，胁伤加白芥子一钱，脚伤加牛膝一钱。

主治：跌打损伤，皮破血流，不省人事，或伤口溃烂成破伤风，口眼歪斜，手足反弓，只要心温可救。

处方：明天麻　羌活　防风　生南星（姜炒）　白芷各一两　白附子十二两。制法：研末备用。用法：每服三钱，如伤口烂不收口，加熟石膏二钱、黄丹三分，如口有脓，用茶煎水洗。

主治：跌打伤回生第一神效。

处方：土鳖虫（又名地鳖虫，去头足，生用）五钱，又名簸箕虫，此虫雄的刀斩断两节，以碗盖之过夜，其虫自接而活，最妙，自然铜（醋淬九次）三钱、真乳香以灯心二钱半　同炒枯，研末去灯心，真陈血竭（飞净）二钱、巴豆（去油净）二钱、真麝香（当门子）二钱、真朱砂（飞净）二钱。制法：共为研末，收贮勿让泄气。用法：大人一分半，小儿五七厘，不可多用，药要称准。多用水酒使药下咽此方，虽死数日，但身软可救，一服微苏再服即生。

主治：大伤出血竭，不知人事，身软，心头尚温可救矣。

处方：凤凰儿一只　大蚯蚓（去屎）四条。制法：于瓦上炒蚯蚓，后炒凤凰，炒黑为度，用好酒调匀。用法：打开牙关，灌药下咽。

主治：屋崩泥石木压着，似死不知人事。

处方：生螃蟹三只（小五只）　田七一钱　双酒若干。制用：先捣蟹，再研和田七，灌下即生。

主治：大明伤好与妇人交媾，腹出血不止急用。

处方：大力王（白牛担、羊耳菊、过山香）　山龙虎　三义虎（三叉苦）鸭策木头。制用：以上嚼抹，血即止矣。

主治：回生夺命如神。

处方：当归　泽泻各五钱　苏木　丹皮　川芎　红花各三钱。制法：水煎，冲酒和匀。用法：口不开，打掉口牙，灌药即生。

主治：跌打至死，心温可救，

处方：然铜（醋淬七次）二钱　朱砂五钱　人齿（火煅）一个　鸡蛋一个　古壁土一块　桑木一寸　金一钱　针五支。制法：先将针刺入鸡蛋内，再用火煮同诸药，然后去蛋白，用蛋黄研炼为丸，重一厘。用法：

好酒送下一丸。又方：便桶的白片若干好酒。制法：醋淬白片九次为末，调酒。用法：撬开齿灌，即甦矣。

主治：跌打回生。

处方：术耳　竹白节　双酒。制法：上药存性，加酒调和匀。用法：灌下咽即甦也。又方：益母草（又名寸地风）若干。制法：烧灰存性，调酸醋和匀。用法：灌下二盅，被盖取汗，再用老姜汁冲酒服之。

主治：跌打吐血将死，如神。

处方：金银花藤取汁，加童便、酒。用法：蒸热服，擦敷伤处。

主治：跌打或牛马踏伤或骨碎。

处方：生半夏　生黄柏各二钱　生蟹。制法：上二味为末，再将螃蟹捣烂，调好酒。用法：散药敷伤处，饮下蟹酒，尽力服之，其骨自接也。

主治：跌打瘀血攻心，垂死可救。

处方：血竭　当归　百草霜　乳香　没药　官桂大黄。制用：研末细末，好酒送下。

主治：筋骨伤、定痛、散血，急救。

处方：蚯蚓（煅干）二十条　软蓬螃蟹四只　土狗十个　葱汁（制）　水蛭五条　地鳖虫（姜汁制）三百个　乳香　没药　血竭一两　然铜一两。制法：米糊，研炼为丸。用法：好酒送下。

主治：内伤瘀血、凝郁烦闷、疼痛。

处方：巴豆霜　甘草各三钱，炼水为丸。制用：如麻子大，朱砂为衣，酒下七丸。

主治：跌打损伤，疼痛难受。

处方：生草乌（去皮尖）　乳香　没药　五灵脂五钱　麝香。制法：研末，酒为丸，朱砂为衣。用法：薄荷汤或生姜汁下。

主治：跌打筋骨碎断如神。

处方：乳香　没药　龙骨　血竭各三钱　水蛭　地龙　降香　然铜　松节　川乌以上各五钱　土狗（焙干）十二个。制法：共为细末。用法：每服三钱，好酒送下。

主治：跌打损伤将死。心温可救。

处方：银丝草一两　雄鸡八两。制法：共捣如泥，好热酒和匀，布滤过加猴骨二钱。用法：撬开齿灌下。

主治：回生或筋骨断痛下止。

处方：川乌　草乌　然铜各二两　地龙　乌药　青皮　禹余粮各四钱。制法：共为末备用。用法：每服二钱，好酒送下。

主治：跌打重伤止痛。

处方：白蜡一钱　木耳（炒）　香信（刺芹、番香茜）（炒黑）各二钱。制法：共为细末备用。用法：好酒调服。

主治：跌打立能止痛消肿。

处方：文蛤五钱　加皮五钱　雄鸡四两。制法：研上二味，同鸡捣烂。用法：酒炒，热敷，不肿不痛。

主治：消伤散肿。

处方：蓖麻仁二十　芥菜子三两　凤蜕二钱　山甲

（炒）二钱。制法：共为细末。用法：每服三厘，好酒送下。

主治：跌打疼痛。

处方：榕木叶　桃子叶　大艾叶　大片艾叶　羊角扭（羊角拗）　蓖麻叶。制法：共捣烂，好酒炒热。用法：敷伤处。

主治：跌打损伤上部药。

处方：当归　槟榔　桃仁　泽泻　桂枝　皂茴　桔梗　丹皮　独活　羌活　生地　赤芍　川药　生姜　制法：或研末听用，或水煎服。

主治：跌打中部受伤

处方：归尾　生地　羌活　丹皮　桃仁　赤芍　苏木　苏梗　茜草　大茴　杜仲　小茴　红花　儿茶　元胡　草乌　半夏。制用：同上部方，冲酒服。

主治：下部跌伤。

处方：归尾　苡仁　木瓜　西香　木香　黄芩　桃仁　丹皮　独活　羌活　生地　赤芍　南星　田七　牛膝　防己　骨碎补　川茗。制法：研末听用，也可水酒煎。

主治：跌打肿胀积瘀，消肿效。

处方：西瓜青一两　白芷三钱　红花一钱　冰片二分。制法：共为细末，调醋用。用法：敷伤处，即肿消痛止。

主治：跌打黑肿如神。

处方：生军　归尾　白芷各五钱　加皮　赤芍　夜

明砂　乳香　姜黄各四钱　生地一两　四七八钱　红花六钱　山枝六钱　面粉。制法；共研为末，加面粉调匀蒸用。用法：将成药热敷患处。

主治：凡跌打损伤可用。

处方：铜青四两　杏仁　乳香　没药　松柏　蓖麻仁各二两。制用：捣烂敷之。

主治：跌打损伤俱可使用。

处方：黄蜡五钱　黄丹四钱　雄黄二钱　宜茶一钱　冰片二分　蓖麻仁二两。制法：共捣，于油纸成膏。用法：贴伤处神效。

主治：跌打肿伤可用。

处方：加皮　生地　乳香　生枝　全归　黑背木耳各一两。制法：米酒炒敷，或调酒服。

主治：跌打积瘀散。

处方：生地　血竭　田七　夜明砂　姜汁各三钱　枝子六个　生军六钱　葱汁二钱　面粉三两　鸡蛋三只。制法：研末诸药入姜、葱、鸡蛋、面粉调匀、制成膏药。用法：贴伤处如神。

主治：跌打损伤。

处方：加皮　红花　生地各五钱　当归　玉桂　虎骨　熟地　续断　川芎各四钱　羌活　白芷　牛膝各三钱　桃仁二钱　苏子六钱　枝子一两。制用：酒浸服。

主治：跌打备用。

处方：五加皮　然铜　乳香　没药（去油）　枝子　姜黄　黄柏　樟木皮各五钱　三七　土鳖二十个　木耳

香信　面粉四两　醋若干。制法：上药为末，入灰醋和匀。用法：敷于伤处。

主治：跌打损伤。

处方：加皮　红花　生地。

主治：凡跌打损伤俱可服用。

处方：枝子　加皮各一钱　松节四钱　马胎一两南星七钱　半夏六钱　乳香　没药各二钱　田七二钱归身一两　熟地一两半　地龙四钱　龙骨（水飞）四钱然铜四钱　牛膝六两　杜仲六钱　红花一两　白蜡一两苏叶一两。制法：双酒浸听用。用法：服下并擦伤处。

主治：跌打药丸，凡伤可用。

处方：乳香　没药　草鱼胆各五钱　地龙四钱　熟地一两　归身一两　田七一钱　龙骨四钱　川药五钱白芷五钱　加皮八钱　马胎二钱　杜仲六钱。制法：共研细末，炼蜜为丸。用法：每丸三钱六分，好酒送下。

主治：跌打致伤俱可用。

处方：红花　血竭　加皮　桃仁　龙骨　琥珀　牛膝　桂枝　苏木　苡仁　木瓜　虎骨各三钱。制用：伤上加桔梗，水煎服。

主治：跌打如神。

处方：红花　血竭　三棱　莪术　甘草　萆薢　骨皮　碎补　当归　苏木　以上各等分。制法：双酒浸听用。用法：如新伤加龙骨、虎骨、地肤子、玉桂，上部伤加桔梗。

主治：跌打损伤。

处方：归尾　生地　红花各二钱　面粉一两　大黄二钱　葱三根　姜三片　酒　醋。制用：骨伤加麝香，捣烂敷如神。

主治：跌打损伤神效。

处方：田七　薄荷　泽兰　葱头　退骨消　老鸦酸草头香　驳骨草　鹅不食　尖尾片。制法：研末备用，或用生药捣。用法：好酒送下，或敷伤处。

主治：跌打神效。

处方：千槌打　榕木根　苏木二钱　归尾二钱　乌豆一钱　退骨消　桃枝　柳枝　软骨草　尖尾片。制用：捣烂酒炒，敷伤处。

主治：跌打经验神效。

处方：金牛根　王牛根　蓖麻根　苎麻根　松节松木薑　仙人瓜根。制法：双酒煎后再捣其渣。用法：服酒，楂敷伤处。又方：老鸦酸（要红的）　鹅不食制法：捣烂、冲酒和匀。用法：饮下其酒，把药渣敷于患处。

主治：经验跌打神效。

处方：五倍子若干　酒。制法：研末五倍子，和酒调匀。用法：服下，渣敷患处。又方：松木薑　七木薑地贡根（雀儿麻、地谷根）　黑勒儿　红勒儿　千槌打松节木耳。制法：共捣烂，和酒炒之。用法：敷伤处。

主治：跌打损伤神验。

处方：车带藤　山鸡茶　小郎散　英雄草　毛毛藤韭菜根　表苏辣子　婆萨鱼尾　花森木叶　宁果叶　南

233

蛇勒（石花生　石莲藤）　石勒通　公麒麟　驳骨消。
制法：共捣烂，好酒炒热。用法：敷患处。

　　主治：同上。

　　处方：佯赭勒菝、要崩岭的，日晒佳；用法同上。

　　主治：跌打损伤如神

　　处方：鱼腥草　英雄草　韭菜根　用法：将鱼腥草、英雄草、韭菜根捣烂，好酒炒热，敷于伤患处，如神。又方：包豆木蘁若干双酒。制法：将此蘁捣烂同酒和匀。用法：用力挞伤处。又方：羊赫木　花森木　生鬼画符　红勒通　牛包木　榕木叶　生姜　酒。制用：同上，酒炒敷之。

　　主治：凡跌打选用下药。

　　处方：猪肚勒　花楣跳　勒葱木　小郎散　小牛血羊不换　大力王　有勒鸭策　红算盘子（毛果算盘子、漆大姑、毛漆）　猪牙木　红四眼木（黑面神、四眼草）　鸡暴木　小金岗根　松木蘁　五爪金龙　酸淡根勒离根　双钩藤　两面针　状元红（一品红）　宽筋藤（吊灯花、盆果藤）万丈系　万年青　双飞蝴蝶（娃儿藤、哮喘草、吹风藤）青竹藤（光山橙、驳筋树、厚叶素馨）　大牛血　英雄草（吏颖草）松角　扫把枝山鸡茶　油茶木。制法：可随地选用，打烂入酒炒。用法：敷伤处。

　　主治：一切损伤，或将死可活。

　　处方：南星　防风各等分。制法：共研为细末。用法：如跌打伤服一钱，重致死者服三钱，好酒、童便灌进三服。

主治：跌打用下药，可照药性用。

处方：铁将军去瘀续骨，水面浮去油积，圹离勒祛风散血，草决明利小便，杉木根止血下气，石膏叶散血止痛，半边莲治毒蛇，一支香治毒蛇，消山虎止痛消肿，凤尾草凉血，凤凰胎回气安神，红苦苣（苦荬、苦菜）凉血除毒，十望蛤去瘀生新、回气续骨，英雄草止血、干脓、生肌，还云草回气止痛，驳骨消续筋散血，散血丹散血止痛，郎散根续筋止痛，过江龙止痛去毒，羊角棘除毒行气，五加皮壮筋行血，芙蓉草祛毒消肿，两头行旺血行气，夜牵牛除心火，黄花地丁散血除毒，无莉根凉血，松木节凉血止痛，无筋根去风续骨，金古搅（青牛胆、金线吊葫芦）回气，治金疮无疤痕，小熊胆行气舒筋，土堤香下气止痛，飞羊藤止血生肌，红勒菜除毒去瘀，老虎须祛邪凉血，盐桑物回气除毒，红牛片祛邪活血，黑铁骨行血止痛，千槌打舒筋续骨，红牛乳木利小便，红生入骨凉血除毒，蓖麻油止气痛，千斤力舒筋止血，鸡骨香祛邪润血，红钢皮祛邪、止痛、止血，红坡笔行血，千斤称续骨，千下槌续筋行血，朝开晚合下气止痛，水容木消肿生肌，新妇木生肌。制用：可加酒选用。

主治：跌打损伤经验第一方。

处方一：五爪金龙　八角莲花　川破石　两面针花眼眺　英不箔　勒离叶　杉木蟲　青竹藤　小郎散尊地片　大片艾叶　四眼叶　小金冈　靛气草　蓉胆

木。制法：以上共捣烂，加米双酒同炒热。用法：敷伤处，后再用下方。

主治：跌打损伤第二丹。

处方二：五爪金龙　八角莲花　川破石　青竹藤　小郎散　泽兰叶　有勒策　驳骨木　容木叶　红四眼　英不箔　小晴乘靛　靛气草　蓉胆木　红地毯（铺地走马）。制法：共捣烂，加酒炒热用。用法：敷伤处，凡伤用了上方再用下方。

主治：跌打损伤第二方。

处方三：五爪金龙　八角莲花　青竹藤　英不箔　川破石　杉木薑　小郎散　大片木叶　蓉大叶　靛气草　四眼叶　容胆木　红地毯。制法：捣烂，加双酒炒热。或酒醋。用法：凡伤用了上二方，即用此方，包管愈也。

主治：跌打或腰积痛神效。

处方：杉木薑　七木薑　樟木薑。制法：好双酒浸之。用法：服之，能散血消积，经验如神。

主治：跌损伤分上、中、下，散瘀止痛。

处方：（上）川芎　白芷　防风各钱半　乳香（去油）一钱　红花钱半　元寸二钱　赤芍二钱　桃仁（去皮）十粒　羌活钱半　没药（去油）钱半　全归二钱　苏木三钱。

处方：（中）桃仁（去皮）十只　枳壳　防风　羌活　玄胡　乳香　没药（去油）　木香　苏木各一钱　赤芍　杜仲　生地各二钱　全归三钱　红花钱半。

处方：　　（下）牛膝　加皮　赤芍　生地各二钱桃仁（去皮）十粒　防风　羌活　红花各钱半　苏木二钱　乳香　没药（去油）一钱　全归三钱。

制法：以上三方，俱加好酒、童便，水，同煎服。用法：上部伤饭后服；下部伤，空心服；中部伤，半饥半饱服，如神。

主治：刀斧伤处疮等生肌如神。

处方：红药，此药冬天无叶，心梗结。制法：捣烂和水煮，敷之即生肌。

主治：凡跌打伤分治总方。

处方：桃仁、（去皮）钱半　泽兰钱半　乌药钱半乳香（去油）钱半　没药（去油）钱半　木通钱半苏木钱半　归尾　川芎　续断　生地各二钱半　木香一钱　甘草一钱　生姜三片。制法：水煎，加好酒、童便和匀。用法：凡头伤加蒿本一钱，如耳伤加细辛一钱，手拳伤加云精一钱；如眼目伤加白芷一钱；如鼻伤加木香一钱；如喉咙伤加玄参一钱；如胃伤加桔梗一钱；筋伤加白芥子；如手伤加桂枝；如下阴伤、小便不通加木通一钱、车前一钱、茱萸一钱；脚伤加牛膝一钱、木瓜一钱、苡仁一钱；如冬天用麻一钱；如背心伤加羌活、独活各一钱；腰伤加杜仲、巴戟各一钱。以上急以醋调服用，如神矣。

主治：班中跌打神方。

处方：川破石　大郎伞　小郎伞　走马胎（大叶紫金牛）　一枝香　双飞蝴蝶　血藤（大血藤、槟榔钻、

大活血）　风藤（梅花钻、红吹风、异形难五味子）
状元红　川断　半斤藤　五加皮　英不箔　三棱　莪术
陈皮　乳香（去油）　　没药（去油）　　碎补　血竭
姜黄　松角　海马　川立　土鳖金英　万木系　田七
六筋　归尾　红花　虎骨　英骨　黎头横（用麻油煅
过）三十六只。制法：用双酒浸，或研炼为丸。用法：
凡伤服下。治虫毒，蛇伤如神。

　　以山中蜘蛛于伤处，此物即吸其毒气、毒血，入伤
者则无事而愈矣。但此时蜘蛛立即晕倒不知事也，也应
替他救命，急救蜘蛛于水内，片刻即吐出其毒于水面而
生也。

　　主治：犬咬伤。

　　处方：滑石一两　广丹五钱，共研末，敷于伤处
神效。

　　主治：蝎蜇伤。

　　处方：猫眼草（取汁）　甘油若干，二味和匀备
用，点于伤处即愈。

　　主治：虫毒蛇，经验如神。

　　处方：野芋苗挞，不肿不痛。又方：毒蛇伤，用茛
蓝、木蓝，两味槌挞，并食少许，不痛不肿。又方：双
飞蝴蝶根又名落地蜘蛛，同醋捣挞即愈。又方：毒虫蛇
伤，以朱砂一钱、明雄三钱，研末，分三次服，出汗即
愈。双方：半边莲　七托连　七叶一枝花　蛇灭门　夜
来香　棺材柏　霜里红　雪里开　四季油，以上九叶自
选一味，口嚼封之立愈。

（七）壮　身

主治：大力药酒专治半身不遂，寒湿气手足拘挛，浑身风湿。

处方：虎骨一两　蟮骨（炙）五钱　苁蓉一两　熟地一两　归身三钱　加皮三钱　牛膝三钱　鱼胶（炙）二钱　黑豆一两　双酒五十斤。制法：以酒浸之，武士药也。用法：每早饮之上药，三部追风活络。

主治：又大力药神方，凡大力药酒，孕妇勿服。

处方：油归四钱　熟地四钱　牛膝二两　南星二两川乌一两　草乌二两　灵仙四两　石斛四两　木瓜二两金藤（金凤藤、金灯藤）两半　桂枝两半　酒芍两半独活一两　羌活一两　白芷一两　红花一两　秦艽二两半　杞子两半　杜仲二两半　碎补二两　苍术二两　茵陈二两　续断二两　甘松二两　桑寄二两　大枣四两活络藤半斤　虎骨一两　白花蛇一条。制法：双米酒浸用。用法：饮下壮筋骨。又方：续断　杞子　当归　牛膝　山甲（炒）　黄芪　虎足（虎掌）　饭术　松节（去皮）各三两　加皮　系饼蒺藜　龟板（炙）　白菊鹿筋　杜仲（盐炒）　鱼胶　以上各二两，鱼肚炒成珠金英四两　白加皮四两　肉桂（去皮）一两。制法：米双酒二十斤，浸随用。用法：食之能壮筋骨，效验如神。

主治：壮气力神方。

六、梁氏家传伤科

处方：当归　秦艽　天麻　川芎　年健　地风（假地枫皮、短柱八角）　碎补各二钱　海象皮　杞子　续断各三钱　熟地五钱　羌活　杜仲（盐水炒）各二钱　防风一钱　淮三七一钱。制法：以双米酒浸用。用法：随时饮之。

主治：武士应用，壮筋增力。

处方：归身　黄肉　熟地　苡米一两　牛膝五钱　田七二钱　杜仲五钱　续断一钱　炙草一钱　然铜一钱　海马三钱　虎骨五钱　制用：双酒浸，空心服。

主治：武士药，壮筋坚骨。

处方：熟地一两　全归八钱　酒芍　川芎　木瓜破石　宅兰　然铜　乳香　没药　无名异　苡仁　鹿茸各三钱　川乌二钱　牛膝四钱　杜仲四钱　杞子四钱　白蜡（白蜡树、小叶苓）四钱　田七四钱　红枣四两　黑豆（炒）二合　虎骨八分　松节　海马三只　桂枝一钱。制法：双酒浸之。用法：饭服能壮筋活络，跑马遗足失足经验。

主治：大力壮筋骨。

处方：归尾　红花　枝子　生地　牛膝　草乌　羌活　独活　白芷　川芎　续断　田七　草乌（去皮）川乌（去皮）　杜仲以上各三钱　血竭五钱。制法：双酒十斤浸之。用法：每饮不可过多。

主治：养血舒筋。

处方：木瓜一两　熟地　当归　玉竹　黄芪各二两首乌四两　防风一两　加皮一两　牛膝五钱　园肉四

两。制法：双酒和浸。用法：每早饮之。

主治：壮筋骨神效。

处方：虎骨八两 全归十两 骨碎补八两 淮牛膝八两 川牛膝八两 沙蒺藜一斤 白蒺藜（酒洗）一斤鱼肚（蛤粉炒）一斤。制法：共研细末，炼蜜为丸。用法：虚弱者服之能壮健强身。

主治：壮筋骨神方。

处方：当归一钱 续断一钱 碎补三钱 故纸（补骨脂、破故纸）一钱 苁蓉一钱 杜仲（盐水炒）钱半 牛膝七钱 松节一钱 枸子三钱 木瓜三钱 小枣仁二钱 防风一钱 年健三钱。制法：以好米双酒浸之。用法：凡人饮之能壮骨，神效。

主治：跌打止痛。

处方：杜仲 小茴 大茴。制用：为末，每服二钱酒下。

主治：舒筋引血草药方。

处方：落地松针 用箬菜根 公麒麟（山枇杷、麻风刺、白皮两面针）。制法：以双酒同捣用，蒸之。用法：挞手脚神效。

主治：强脚下部虚，两足软不能行动。

处方：萆薢 当归 加皮 石斛 南藤 川芎各一钱 防风 熟地 川乌 草乌 独活 白术 白芍 半夏 续断 甘草 羌活 木瓜 桂仲 牛膝各钱半。制用：酒浸或煲冲酒，空心服下。

（八）麻　药

主治：舒筋活络，全身风痹，关节疼痛，中风手足不仁，跌打损伤或瘀血停滞。

处方：乳香（去油）一两　没药（去油）一两　川地龙一两　川胆星一两　川乌（炮）八两　草乌（炮）三两。制法：共研为末，或酒煮为丸，或双酒浸。用法：每早饮下，如跌伤加童便。

主治：关节风湿痛。

处方：川乌　生草乌　生南星　生半夏各等分。制法：研为细末，如发热加黄柏，或黄芩或山栀，如寒则加香附或玉肉、樟脑。用法：敷于痛处至局部郁血为止，最严重风湿亦可治愈。

主治：治跌打疼痛或开刀割肉。

处方：天南星　生半夏　川椒　龙骨　丁香　茱萸细辛各等分。制法：共研细末，以姜汁调匀。用法：敷挞于痛处。

主治：麻药任割不痛。

处方：川乌　草乌各三钱　生南星一两　生半夏二钱　野芋二钱　蟾酥三钱。制法：共研细末，调醋和匀。用法：挞于伤处，或须开刀处，即止痛矣。

主治：任打不痛，可先服用。

处方：乳香（去油）三钱　没药（去油）一钱无名异二钱　地骨皮四钱　白蜡一钱　木鳖（漏苓子）

三钱　　然铜四钱。制法：研末，炼蜜为丸，弹子大。用法：好酒送下一丸。

主治：打跌不痛，若先服下，到跌打时后，即痞消肿散。

处方：乳香　没药（去油）各五钱　血竭　白蜡　木耳各二钱　宜茶钱　三七一钱　螵蛸五钱　琥珀（火煅）二分　大灵蚕（火煅）二分　冰片七分　生木香一钱。制法：共为细末，冰糖为丸。用法：每服二丸，好酒送下。

主治：任刑不痛。

处方：正云耳（瓦炒）一两　白蜡五钱　古月十粒　朱砂二钱。制法：冷开水下，或唾津下。又方：木耳二钱　白蜡一钱　古月十五粒　人参五厘。制法：饭炼为丸。用法：每服一丸，另取人参三分置口中，如不用刑，可以服浓茶，或甘草水解也可。

主治：挟棍伤用。

处方：蛤蛎一两　珍珠（末）六分　冰片五分　大黄十二分　麝香二分　阿胶一钱　樟脑钱半　木鳖二钱　白矾一两。制法：麻油煮，入松香、糯米为膏。用法：敷于伤处。

主治：麻药止痛。

处方：川乌　草乌　佛茄子　闹杨花（洋金花　三钱三　黄杜鹃）麻黄　姜黄各等分。制法：共为细末备用。用法：好酒或茶送下，后以甘草水或浓茶解。

主治：麻药止痛。

处方：草乌钱半　碎补二钱　香附　川芎各一钱。制法：水煎加酒，姜汁和匀。用法；饮下即不知人事，但食冷水即解。

主治：麻木止痛神方。

处方：胡椒一两　荜茇四根　细辛八钱　蟾酥三钱半　生半夏　生南星　草乌尖　生川乌各三钱。制法：共为末，醋或酒，或姜汁和匀。用法：开刀或跌打伤痛敷之。

主治：凡跌打先服，即不知痛。

处方：乳香　没药　然铜　地龙　土鳖　密陀僧花椒等分为末。制用：研末为丸。预知先服。

主治：活血止痛。

处方：白芷　山甲　小茴　甘草各三钱　当归　川芎二钱　独活　羌活各钱半　木瓜　肉桂　淮乌各一钱草乌　麝香各一钱　勒铁。制法：共研为末，一次服下。用法：好酒送下，即活血止痛。

主治：活血如神。

处方：当归　赤芍　桃仁　苏木　陈皮　生地　红花　甘草　白芷　川芎　木通各三钱。制法：若积血在心加大黄　朴硝　枳壳，如痛加乳香、没药。水煎酒调匀。用法：服下即愈。

主治：跌打神效药。

处方：细叶血藤若干　好酒。制法：水煎加双酒和匀。用法：凡刀伤或跌伤可服用。如神。

（九） 铁 器 （异物）

主治：炮码打入肉，或铁器入不出。

处方：上竹拐　入地黄牛（入山虎、入地金牛）泥鳅鱼头　土狗虫（非州蝼蛄、地老虎）　退车虫（倒退牛、咬睛蛉）。制法：捣烂敷之，但先用金瓜囊（老鼠瓜、野艰瓜）或黄中屡敷，去药性（即火药）。

主治：竹木刺入手脚甲不出用。

处方：酸梅子三只　土狗虫二只。制法：共捣烂敷即出也。又方：竹勒等入肉不出，不出后痛。又方：韭菜苗盐少量。制用：捣烂敷之可愈。

主治：竹及铁器入肉。

处方：地普虫　蓖麻仁　火药。制法：共末捣匀。用法：挑些于伤口密包之，自出。

主治：铁砂入肉。

处方：沙姜（山奈）　洱石。制法：捣姜敷伤处，外用洱石盖之，即出。

主治：出竹木箭铁。

处方：白敛　丹皮　半夏等分。制用：研末酒服，如外用，加螳螂一只、巴豆一粒，捣敷，即时便出。

主治：出箭、竹、木、铁器，神方。

处方：雄黄　石灰　良姜各一钱　牛屎（烧灰）二分　灵仙二钱　飞鼠（蝙蝠、天鼠、盐老鼠）（去头，取其血）一只。制法：共末加蜜为丸。用法：敷于伤处，自然出矣。

主治：铁金属器入肉。

处方：冬瓜瓤　金瓜瓢（去仁）半斤　红苋菜四两　鹿角（末）二两　石头（火煅醋淬七次）二两　蜜糖四两。制法：下五味同槌烂。用法：先把冬瓜敷伤，再一剂贴心口，不热者又换，直待伤口出毒水，才把后药敷之，但此药一敷，对时出。如肚胀者，以田螺十只、朱砂二钱、麝香五分同捣，敷肚脐，立即大小便，肚胀立消矣。

（十）　箭　铁

主治：箭铁打入肉。

处方：象牙　人牙　野猪肉。制法：研末二味，同猪肉捣匀。用法：敷于周围之处，自出矣。又方：蜜糖半斤米双酒一斤。制法：同煮沸。用法：尽量食下取汗，次日便出。又方：指甲灰　象牙　猪肉。制用：共捣之。用法：敷于伤处，自然会出到皮外矣。

主治：铁器、竹木入肉。

处方：山中牛屎菰晒干。制法：研末、加蜜、调敷，自然出。又方：山中推车虫的牛屎丸，坚固的加香油若干。制法：研细末，调油和匀。用法：敷于伤处，自出。又方：蟑螂一个　巴豆半粒。制法：捣烂用。用法：敷于伤处，其痒者即出矣。

主治：铅码或铁、竹器入肉。

处方：柏枝叶　勒通叶　两倍针叶　牛屎　去硝黄。制法：先敷上药，再用下药。处方：泥鳅鱼头　土狗　蓖麻仁年甲花　鸡屎藤（鸡矢藤、臭藤、狗屁藤）。制法：捣烂敷伤处，即出也。又方：海马一对　灯盏漂勒鲁水　黄糖。制用：共捣烂，敷即出也。

主治：竹木、铁器入肉。

处方：桃子叶　韭菜苗。制法：加些盐同敷，即出也。又方：埋入的棺材底板　老宁果　制用：加些盐捣敷，可出矣。

主治：铅码、竹木出后用。

处方：韭菜苗　木豆叶捣敷即好。

主治：出后洗伤处。

处方：生地、银花、草节，煮洗之。又方：殿英苗大力王　九里明（黄花九里明、千里光）　金银花，煎洗之，可愈矣。

主治：凡眼珠打伤，或火水炮伤肿。

处方：南瓜瓢若干，瓜愈老愈好。制法：捣烂敷之，干又换。又方：野三七叶，或生地浸酒挞敷。又方：牛口泥，日点几次，避风即愈。

主治：火药烧伤，眼欲瞎者急用。

处方：热小便若干。制用：频洗之可愈。

主治：主治眼珠突出。

处方：生猪肉一片　当归　赤石脂（末）。制用：掺药肉上，把眼揉进贴之。

主治：眼目跌打伤。

处方：生半夏研为细末。制用：调水敷之即愈。

主治：箭头入目。

处方：寒食节所做的米糖，如无，不论何所做的都可以。制法：点入目内，待其发痒，一投立出也。

主治：勒或铁器入肉。

处方：蓖麻叶或蓖麻仁若干。制法：捣烂用。用法：敷于伤处，对时一换。

（十一）唇　舌

主治：跌打刀斧伤去唇。

处方：龙骨　麝香　黄柏　黄连　文蛤　白蔹　白及　乳香（去油）　没药（去油）　人乳。制法：麝香少用外，余药等分，药末调人乳和匀。用法：如伤一两天者，先用刀割去伤处死皮（但先敷麻药），用针上下拴定，敷上药，三四日后，肉生牢去针，再敷即愈也。

主治：舌伤断。

处方：天花粉三两　赤芍二两　黄姜一两　白芷一两。制法：共为细末，加白蜜、白蜡和匀。用法：先在断处用鸡蛋内白软皮套住舌头后，以蜜糖涂舌根，再敷上药，三日舌自接也，如接住，去鸡皮，再敷几天自愈矣。

主治：跌伤舌出血不止。

处方：米醋若干。制用：以鸭毛蘸醋，频刷伤处，血即止也。又方：猪肉切片。制用：贴断处，血立止。
又方：蒲黄。

主治：喉伤神效。

处方：系绵一块伤口为定，鸡蛋一个。制法：将鸡
蛋清刷皮，将绵糊好，再用生肌散敷伤处，后加白蜡敷
上，愈后无痕。

出版说明

中医古籍文献是中医药学继承、发展、创新的源泉，然而，中医古籍文献的整理研究工作，特别是对珍本古医籍全面系统的挖掘、整理研究工作一直较为薄弱。所以，《中医药事业发展"十一五"规划》明确提出："系统开展文献整理研究，重点对 500 种中医药古籍文献进行整理与研究。"基于此，我社策划了"100 种珍本古医籍校注集成"项目，重点筛选出学术价值、文献价值、版本价值较高的 100 种亟待抢救的濒危版本，珍稀版本以及中医古籍中未经整理排印的有价值的，或者有过流传但未经整理或现在已难买到的版本，进行点、校、注的工作，进而集成出版。

珍本古医籍整理出版是中医药继承创新的基础，是行业发展的必需。对中医古籍文献的整理出版工作既可以保存珍贵的中医典籍，又可以使前人丰富的知识财富得以充分的研究与利用，广泛流传，服务于现代临床、科研及教学工作。为了给读者呈献最优秀的中医古籍整理作品，我社组织权威的中医文献专家组成专家委员会，选编拟定出版书目；遴选文献整理者对所选古籍进行精心校勘注释；成立编辑委员会对书稿认真编辑加工、校对。希望我们辛勤的工作能够给您带来满意的古籍整理作品。

"100种珍本古医籍校注集成"项目得到了国家中医药管理局、中国中医科学院有关领导和全国各地的古籍文献整理者的大力支持，并被列入"十二五"国家重点图书出版规划项目。该项目历时两年，所整理古医籍即将陆续与读者见面。在这套集成付梓之际，我社全体工作人员对给予项目关心、支持和帮助的所有领导、专家、学者表示最真诚的谢意。

中医古籍出版社

2012 年 3 月

出版说明